PUBLICATIONS DU *PROGRÈS MÉDICAL*

ÉTUDE

SUR LA

SCLÉROSE LATÉRALE AMYOTROPHIQUE

PAR

LE Dr A. GOMBAULT

Préparateur du Cours d'anatomie pathologique à la Faculté de médecine
de Paris
Ancien interne des hôpitaux

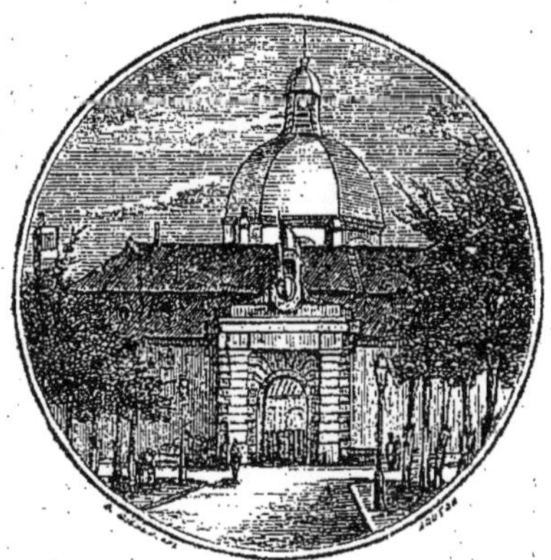

PARIS

Aux bureaux du PROGRÈS MÉDICAL ; Ve ADRIEN DELAHAYE, Libraires-Éditeurs

6, rue des Écoles, 6.   Place de l'École-de-Médecine.

1877

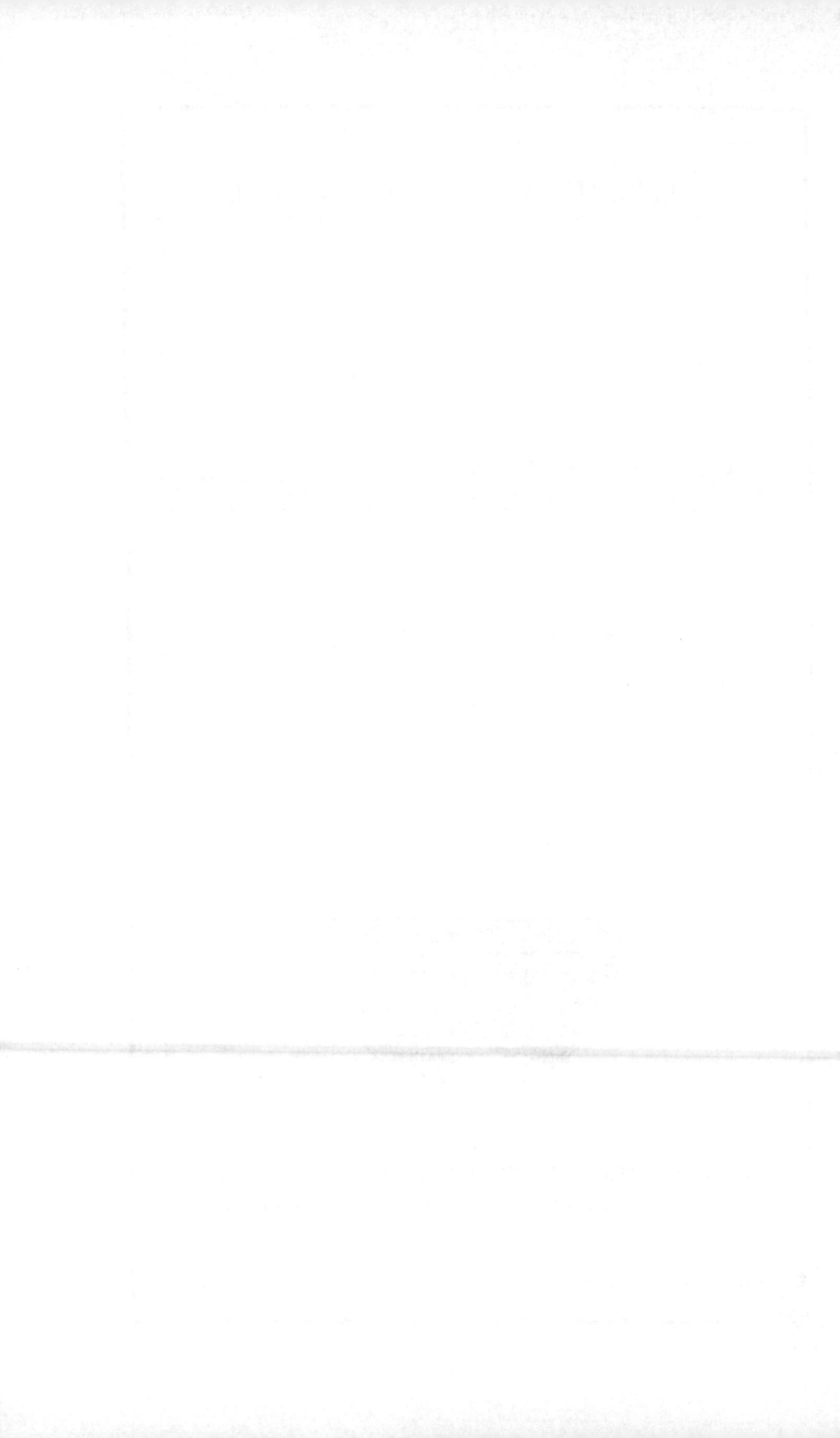

ÉTUDE

SUR LA

SCLÉROSE LATÉRALE AMYOTROPHIQUE

PUBLICATIONS DU *PROGRÈS MÉDICAL*

ÉTUDE

SUR LA

SCLÉROSE LATÉRALE AMYOTROPHIQUE

PAR

LE Dr A. GOMBAULT

Préparateur du Cours d'anatomie pathologique à la Faculté de médecine
de Paris
Ancien interne des hôpitaux

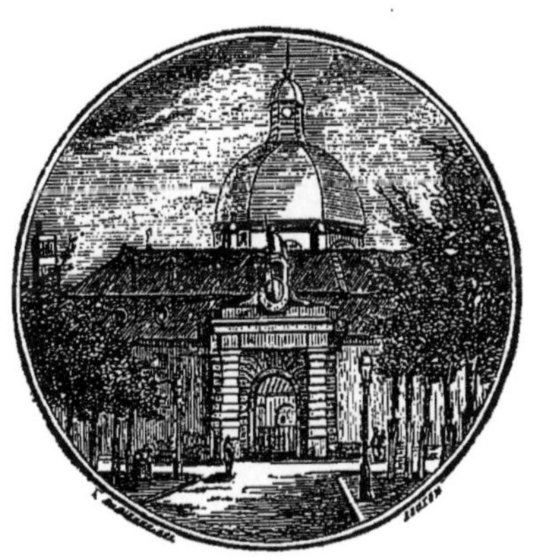

PARIS

Aux bureaux du PROGRÈS MÉDICAL ; V⁰ ADRIEN DELAHAYE, Libraires-Éditeurs
6, rue des Écoles, 6.   Place de l'École-de-Médecine.

1877

ÉTUDE

SUR LA

SCLÉROSE LATÉRALE AMYOTROPHIQUE

INTRODUCTION

L'affection que je me propose d'étudier dans ce travail, a été jusque dans ces dernières années, confondue avec l'atrophie musculaire progressive, d'une façon à peu près absolue. Cependant, un appareil symptomatique spécial, en rapport avec un ensemble de lésions caractéristiques la différencient assez complétement de cette dernière pour lui mériter une place à part dans le cadre nosologique.

Le nom que j'adopte pour la désigner lui a été imposé par M. le professeur Charcot qui, le premier, l'a décrite.

Quelques mots sont, je crois, nécessaires pour marquer la place qu'elle occupe parmi les amyotrophies à marche chronique, relevant d'une lésion de la moelle épinière.

Si, à l'époque où elle fut découverte, l'atrophie musculaire progressive put être considérée tout d'abord comme une affection primitive des muscles, les études anatomiques qui survinrent ne tardèrent pas à battre en brèche cette opinion, en démontrant la coexistence presque constante de lésions dans le système nerveux central. Sans vouloir entrer ici dans le détail de la question, il me suffira de rappeler, qu'on admet à l'heure actuelle l'existence d'un groupe d'atrophies musculaires à marche chronique, reconnaissant pour cause une lésion des cornes antérieures de la substance grise dans la moelle épinière, et plus spécialement, l'atrophie des grosses cellules nerveuses qui font partie de cette région. Or, cette lésion de la substance grise antérieure peut se rencontrer dans certains cas à l'état d'isolement complet, et correspond alors à un type clinique parfaitement défini. C'est l'atrophie musculaire progressive dégagée de toute complication, et telle que l'a conçue et décrite Duchenne de Boulogne. (*Type Aran-Duchenne.*) M. Charcot l'a désignée sous le nom d'atrophie musculaire protopathique, parce que la lésion des cellules nerveuses qui lui donne naissance est primitive.

A côté de cette première forme si remarquable par sa simplicité, il en existe d'autres dans lesquelles le symptôme d'atrophie musculaire ne fait plus seul tous les frais de l'appareil symptomatique : d'autres phénomènes sont venus s'y ajouter. Mais aussi, et parallèlement, l'anatomie pathologique démontre, qu'en même temps que la corne grise antérieure, la lésion a frappé une ou plusieurs autres régions de la moelle épinière. Ici l'altération de la substance grise antérieure ne s'est pas développée la première ; elle est consécutive à l'altération d'un autre département de l'axe spinal, elle est deutéropathique. Telle est, par exemple, l'atrophie musculaire qu'on voit survenir parfois pendant l'évolution de l'ataxie locomotrice progressive, lorsque la sclérose des cordons postérieurs a retenti sur le système des cornes antérieures.

En clinique, ces atrophies musculaires anomales forment un groupe complexe que Duchenne de Boulogne avait désigné sous le nom de fausses atrophies musculaires ; ce sont les amyotrophies spinales deutéropathiques de M. Charcot.

C'est à ce groupe encore incomplétement connu, mais dans lequel on voit déjà se dessiner quelques espèces morbides distinctes, qu'appartient la sclérose latérale amyotrophique dont je vais maintenant m'occuper exclusivement.

Affection chronique à marche progressive, elle est caractérisée anatomiquement dans la moelle épinière par l'atrophie des cellules nerveuses des cornes antérieures, associée à une sclérose symétrique des cordons latéraux de la substance blanche. De ces deux lésions : la première se traduit par l'atrophie progressive des muscles de la vie de relation ; la seconde par une paralysie avec contracture, envahissant dans un espace de temps relativement rapide les quatre membres, quelquefois aussi les muscles du tronc ; et cela, en l'absence de tout phénomène morbide du côté de la vessie ou du rectum. Pour compléter cette énumération, je dois ajouter que toujours on voit, à un moment donné, apparaître les symptômes de la paralysie labio-glosso-laryngée.

Je ne crois pas qu'il y ait lieu de faire ici un historique ; il me suffira de donner plus loin les quelques indications bibliographiques qui ont trait à la question. C'est en 1874, dans un cours professé à la Faculté, que mon savant maître, M. le professeur Charcot, faisant connaître le résultat de ses recherches poursuivies depuis quelques années déjà, et attestées par des publications dont la première est datée de 1869, sépara nettement de l'atrophie musculaire protopathique, la sclérose latérale amyotrophique. Ce sont ces leçons reproduites depuis par le *Progrès médical*, qui ont servi de base à mon travail. Celui-ci n'a donc qu'un but, c'est de fournir en quelque sorte les pièces à l'appui de la description tracée à cette époque par M. Charcot, pièces qui m'ont été fournies par lui pour la plupart, et analysées sous sa direction.

Je remercie mon excellent ami, le docteur Bourneville, qui a bien voulu mettre à ma disposition la plupart des figures nécessaires à l'intelligence du texte.

CHAPITRE PREMIER.

Lésions anatomiques.

Les lésions de la sclérose latérale amyotrophique, et ce n'est pas le point le moins intéressant de son histoire, car ainsi s'explique, en partie du moins, la rapidité relative de la terminaison fatale, envahissent le bulbe rachidien aussi bien que la moelle épinière. Dans l'un et l'autre organe, elles affectent à la fois la substance blanche et la substance grise. D'un autre côté, et comme conséquence de certaines de ces lésions, la nutrition des muscles volontaires se trouve compromise. Enfin, les organes intermédiaires entre le système nerveux central et les muscles, c'est-à-dire les racines nerveuses et les troncs nerveux qui leur font suite, sont fréquemment aussi le siége d'altérations.

J'aurai donc à examiner successivement :

1º L'état des parties centrales (moelle épiniére et bulbe).

2º L'état des racines nerveuses, rachidiennes ou bulbaires, et des nerfs périphériques.

3º L'état des muscles.

I. — Lésions du système nerveux central.

L'examen de la moelle et du bulbe à l'œil nu, au moment de l'autopsie ne révèle souvent aucune altération bien marquée. C'est à peine si on trouve noté dans quelques cas, à la surface de la pie-mère, un peu de vascularisation anormale, et quelquefois une teinte grise à la partie postérieure des cordons latéraux. On signale encore, et cela plus fréquemment, soit une diminution de volume, soit une sorte d'aplatissement antéro-postérieur de la moelle, qu'il est naturel de rapporter à l'atrophie subie par les cordons latéraux, en vertu du travail de sclérose développé dans leur épaisseur. Je ferai remarquer toutefois à ce propos, que la moelle épinière dans ses différentes régions présente, au point de vue des dimensions, des variétés individuelles très-nombreuses, en dehors, bien entendu, de tout état pathologique.

Sur des sections transversales de l'organe pratiquées à l'état frais, on peut souvent reconnaître à la partie postérieure des cordons latéraux dans la moelle, et dans le bulbe au niveau des pyramides antérieures, la teinte grise et translucide caractéristique de la sclérose des faisceaux blancs.

Quant à la substance grise, à part quelquefois un peu de vascularisation anormale, rien à l'œil nu ne révèle le plus souvent les désordres profonds dont elle est le siége. L'examen pratiqué à l'aide du microscope, avant, mais surtout après le durcissement des organes dans des liquides appropriés, peut seul permettre de prendre une idée convenable des lésions qu'il me reste à décrire. A cet effet, j'étudierai séparément la substance blanche et la substance grise.

a) **Lésions de la substance blanche.**

L'anatomie normale, et surtout les faits pathologiques, ont appris qu'il existe dans les cordons latéraux, un système de fibres longitudinales reliant les différents segments de la moelle épinière à l'encéphale, en passant par le bulbe, la protubérance et les pédoncules cérébraux. Il est constitué de chaque côté de la ligne médiane, dans la plus grande partie de son étendue, par un faisceau de fibres blanches parallèles entre elles. Ce faisceau, après avoir formé l'étage inférieur des pédoncules cérébraux, descend dans la protubérance, où il passe au-dessus des fibres transversales qui unissent les lobes latéraux du cervelet. Il y est en grande partie dissocié et dispersé au milieu des fibres transversales profondes ; mais bientôt, il se reconstitue pour devenir, dans le bulbe, la pyramide antérieure. Au-dessous de l'entrecroisement, il atteint la moelle épinière et se divise en deux portions : la plus considérable gagne la partie postérieure du cordon latéral du côté opposé, tandis que l'autre, la plus externe et la plus faible va directement occuper la partie interne du cordon antérieur correspondant, pour constituer le faisceau que M. Charcot a proposé de désigner sous le nom de faisceau de Türck. Le faisceau de Türck se termine d'habitude vers la limite inférieure de la région cervicale, mais il peut, dans certains cas, se terminer beaucoup plus tôt. Quant au faisceau pyramidal interne, il s'étend en diminuant de volume progressivement de haut en bas à toute la hauteur du cordon médullaire. Ainsi se trouve constitué un appareil spécial confondu dans l'âge adulte avec le reste de la substance blanche antérolatérale, mais n'en conservant pas moins son individualité propre au point de vue fonctionnel et pathologique.

L'indépendance anatomique du faisceau latéral est du reste mise en évidence par l'étude du développement de la moelle épinière. Les recherches récentes de M. Pierret, sur ce sujet, ont montré, en effet, que le cordon latéral se développe isolément, demeure longtemps distinct de la masse blanche antérolatérale, et ne se confond avec elle que longtemps après l'époque de son apparition.

Les faits pathologiques ne sont pas moins démonstratifs à cet égard : à la suite de certaines lésions en foyer développées dans un des côtés de l'encéphale, on sait qu'il se produit fréquemment dans la moelle des lésions scléreuses dites secondaires. Ces lésions se localisent précisément alors dans le système de fibres dont je viens de mentionner l'existence. Occupant dans le pédoncule cérébral, la protubérance, le bulbe, aussi bien que dans la moelle pour le faisceau de Türck, le côté correspondant au foyer encéphalique, elle est située pour le faisceau latéral proprement dit du côté opposé. Si l'on suppose la lésion cérébrale bilatérale, conception qui se trouve, en effet, réalisée dans quelques cas exceptionnels, la dégénération secondaire, envahissant alors les deux côtés de la moelle et du bulbe, donne une image assez exacte de ce qui se produit dans le cas de la sclérose symétrique protopathique.

Toutefois l'analogie est loin d'être complète entre les deux cas; et d'une façon générale on peut traduire la différence qui les sépare, en disant que dans le cas de la sclérose latérale amyotrophique, la lésion occupe dans le cordon latéral une étendue beaucoup plus considérable, et que ses limites sont moins nettement tranchées, que lorsqu'il s'agit de la dégénération secondaire habituelle. Il semble bien que l'altération ne soit pas ici limitée au système des fibres cérébro-spinales et qu'elle porte à la fois son action sur d'autres éléments du cordon latéral. Je crois devoir à ce propos citer l'opinion exprimée par M. Charcot, sur ce sujet : « Voici quelques détails plus précis relativement aux différences qui existent anatomiquement, entre la sclérose latérale consécutive et la sclérose latérale primitive amyotrophique. Il s'agit d'observa-

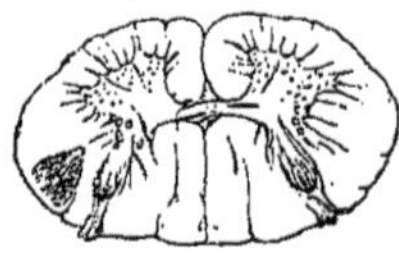

Fig. 1. — Coupe transversale de la moelle épinière passant par la partie moyenne de la région cervicale. — Sclérose latérale consécutive à un foyer encéphalique.

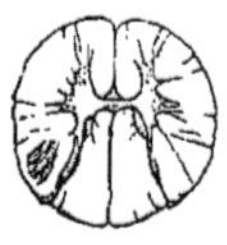

Fig. 2. — Coupe transversale de la moelle épinière passant par le milieu de la région dorsale : sclérose du cordon latéral consécutive à un foyer encéphalique.

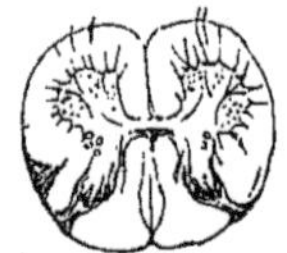

Fig. 3. — Coupe transversale de la moelle épinière passant par le milieu du renflement lombaire. — Sclérose du cordon latéral consécutive à un foyer encéphalique.

tions faites sur des coupes transversales durcies. Alors même que dans le bulbe la sclérose secondaire a intéressé à peu près toutes les fibres de la pyramide antérieure, la lésion n'occupe dans le faisceau latéral de la moelle qu'une région relativement étroite. Celle-ci se présente sur une coupe transverse faite au renflement cervical, sous l'apparence d'un triangle à bords nettement délimités, dont le sommet est dirigé en dedans vers l'angle qui sépare les cornes grises antérieures des postérieures, et dont la base un peu arrondie n'atteint jamais la zone corticale de la moelle, et, de plus, n'intéresse pas davantage le bord antéro-externe de la corne postérieure. Dans la région dorsale, la partie sclérosée diminue progressivement de diamètre et tend à revêtir la forme ovalaire. Enfin dans le

renflement lombaire, c'est de nouveau, comme dans la région
cervicale, un espace triangulaire mais dont la base devenue
tout-à-fait superficielle confine à la pie-mère. (*Fig. 1, 2, 3.*)

« Dans la sclérose latérale primitive, la zone scléreuse
occupe d'une façon générale la même région que dans le cas
précédent, mais ses limites sont beaucoup plus étendues. Ainsi
en avant, la lésion tend à envahir le domaine des zones
radiculaires antérieures, et en dedans, elle s'avance jusqu'au
contact de ce faisceau de fibres nerveuses peut-être sensitives
qui constituent la partie profonde des faisceaux latéraux. Il
faut ajouter que les bords de la tache scléreuse sont ici diffus
mal délimités. Dans quelques cas, on les trouve en dedans,
pour ainsi dire confondus avec la substance grise. On sait que

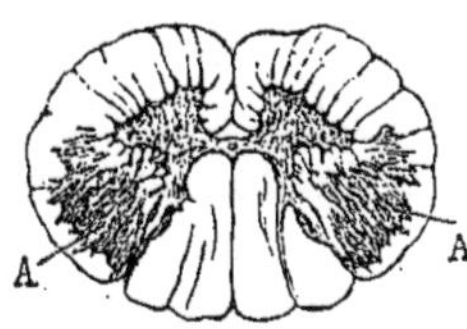 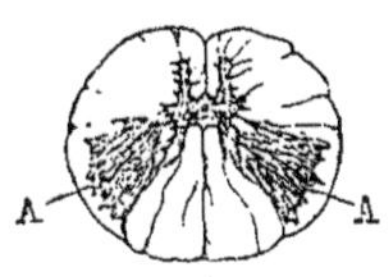 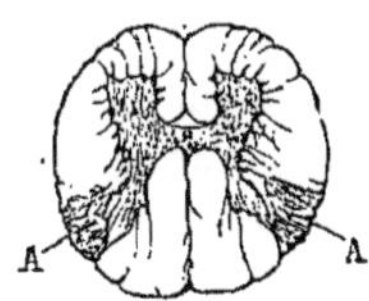

Fig. 4. — Coupe transversale de la moelle épinière passant par la partie moyenne du renflement cervical. — Sclérose latérale amyotrophique. AA, cordons latéraux.

Fig. 5. — Coupe transversale de la moelle épinière passant par la partie moyenne de la région dorsale. — Sclérose latérale amyotrophique. AA, cordons latéraux.

Fig. 6. — Coupe transversale de la moelle épinière passant par le milieu du renflement lombaire. — Sclérose latérale amyotrophique. AA, cordons latéraux.

celle-ci est régulièrement envahie par l'altération scléreuse
dans le cas de sclérose latérale amyotrophique tandis que cela
n'a lieu que d'une façon tout-à-fait exceptionnelle dans la
sclérose consécutive de cause cérébrale. (*Fig. 4, 5, 6.*)

» Il y a lieu de penser, en considérant ce qui précède, que
la sclérose consécutive n'affecte qu'une partie des fibres nerveuses qui forment des faisceaux latéraux, à savoir les fibres
cérébro-spinales ; tandis que dans la sclérose primitive il y a
envahissement du système latéral tout entier, comprenant
non-seulement les fibres cérébro-spinales et pyramidales,
mais encore des fibres propres qui commencent dans la moelle
et s'y terminent ; en un mot, des fibres à proprement parler
spinales. » (Charcot. *Leçons sur les localisations dans les
maladies du cerveau.* 1876, p. 161.)

Il existe encore une autre différence entre les deux formes de la sclérose latérale. Cette différence est dans le point de départ. Le foyer encéphalique, constant dans la sclérose secondaire, fait complétement défaut dans la sclérose amyotrophique. Dans aucun des faits relatifs à cette affection, l'examen le plus minutieux du cerveau n'a permis de constater une lésion en foyer dans les points, où d'après les analogies, elle aurait dû se rencontrer.

En résumé, on peut comprendre de la façon suivante et la structure du cordon latéral et le mode de distribution des lésions dont il est atteint dans chacun de ces cas. Il existerait dans le cordon latéral, en même temps qu'un système de fibres cérébro-spinales (fibres commissurales longues), un système de fibres spinales proprement dites (fibres commissurales courtes). Le premier de ces systèmes est seul en cause dans la sclérose latérale secondaire ; les deux systèmes seraient intéressés à la fois par la sclérose latérale amyotrophique.

On pourrait dès lors se demander si la lésion surajoutée dans cette dernière affection, celle qui porte sur les fibres commissurales courtes n'est pas, dans ce cas, la lésion principale, la première en date, et tenant sous sa dépendance à titre de lésion consécutive, l'envahissement du faisceau cérébro-spinal, aussi bien que celui de la substance grise antérieure, Malheureusement aucun fait jusqu'à l'heure actuelle n'a pu permettre de vérifier cette hypothèse. Les cas d'envahissement de la substance grise antérieure, consécutivement à la sclérose latérale secondaire, sont rares et n'ont donné aucun renseignement à ce point de vue.

On doit en dire autant de la sclérose symétrique et primitive des cordons latéraux ne s'accompagnant pas de lésion de la substance grise antérieure. On sait que cette affection a été signalée par M. L. Türck, en 1856; puis par M. Charcot, en 1865; il s'agissait dans ce cas d'une femme hystérique (*Union médicale*, mars 1865) ; enfin par M. Westphall dans certains cas de paralysie générale. Mais dans aucun de ces faits les limites de la lésion scléreuse ne sont indiquées avec une précision suffisante.

Je ne m'étendrai pas ici sur les caractères histologiques
de l'altération des faisceaux blancs dans la sclérose latérale
amyotrophique. Ce sont ceux de la sclérose commune; mais
il me faut indiquer avec soin le mode de distribution qu'elle
affecte, et les régions qu'elle atteint; à cet effet, je la suivrai
successivement dans la moelle et dans le bulbe.

MOELLE ÉPINIÈRE. Sur les coupes transversales faites après
durcissement de la moelle et convenablement préparées, la
sclérose présente un caractère qui permet à un faible grossissement de la reconnaître avec facilité. C'est la coloration
rouge que prennent sous l'influence du carmin les parties qui
sont affectées. On comprend donc qu'en s'aidant d'un faible
grossissement, il soit possible d'embrasser d'un seul coup
d'œil l'ensemble de la région malade, et d'en déterminer exactement les limites.

C'est à la région cervicale que la sclérose atteint sa plus
grande étendue. A ce niveau, en effet, et jusqu'au-dessous du
renflement, elle occupe à la fois le faisceau de Türck et le cordon latéral proprement dit. Dans le premier, elle figure sur
les coupes, à la partie la plus interne du cordon antérieur, un
petit triangle à sommet dirigé en avant, et dont le côté interne
est limité par le sillon antérieur lui-même. Quant au faisceau
latéral proprement dit, il est envahi dans sa presque totalité.
En avant, la sclérose dépasse un peu l'angle antéro-externe
de la corne antérieure à laquelle elle est immédiatement contiguë. La corne antérieure est donc à ce niveau en contact
intime dans une assez grande étendue avec le tissu malade.
En arrière, elle occupe la plus grande partie du faisceau,
mais toujours une bande de tissu normal assez épaisse la sépare, de la corne postérieure en dedans, et en dehors, de la périphérie de l'organe. Ce fait explique comment, à l'état frais,
la sclérose ne se traduit ordinairement par aucun tractus gris
à la surface du cordon latéral au niveau de la région cervicale.

En dehors et du côté de la périphérie de la moelle, la limite entre la sclérose et le tissu sain est nettement tranchée,
et constituée par un bord festonné d'où se détachent les trac-

tus conjonctifs qui relient le tissu interstitiel à la zone conjonctive corticale. Dans les autres directions, la transition se fait, au contraire, d'une manière graduelle, et la teinte rouge va en se dégradant progressivement jusqu'aux parties de teinte normale. Presque toujours, dans l'ensemble de la zone radiculaire antérieure, le tissu paraît légèrement irrité. Dans tous les cas, c'est au centre même du cordon latéral que la lésion atteint son maximum d'intensité.

A la région dorsale, le champ de la sclérose se rétrécit déjà et ses contours sont partout plus nettement dessinés. Elle ne dépasse pas en avant une ligne transversale qui prolongerait en dehors les commissures; tandis qu'elle se rapproche à la fois de la corne postérieure à laquelle elle est contiguë, et de la couche corticale dont la sépare une moindre épaisseur du tissu normal.

A la région lombaire, elle se trouve reléguée à la partie la plus postérieure du cordon. En dehors, elle a envahi la zone corticale, et apparaît ainsi à la surface de la moelle. (*Fig. 4, 5, 6.*)

Bulbe rachidien. Examinons maintenant ce qui se passe du côté du bulbe. Au niveau de l'entrecroisement des pyramides, on peut suivre la marche de la sclérose, abandonnant les cordons latéraux pour se porter sur les pyramides antérieures. Sur les coupes transversales pratiquées dans cette région, tandis qu'en avant, la portion de pyramide déjà constituée se détache sous la forme d'une bande rouge transversale, on voit la sclérose s'avancer vers la partie postérieure, de l'entrecroisement en figurant un coin à base postérieure et aller envahir, en passant du côté opposé, la formation réticulée, et ce qui reste encore des cordons latéraux.

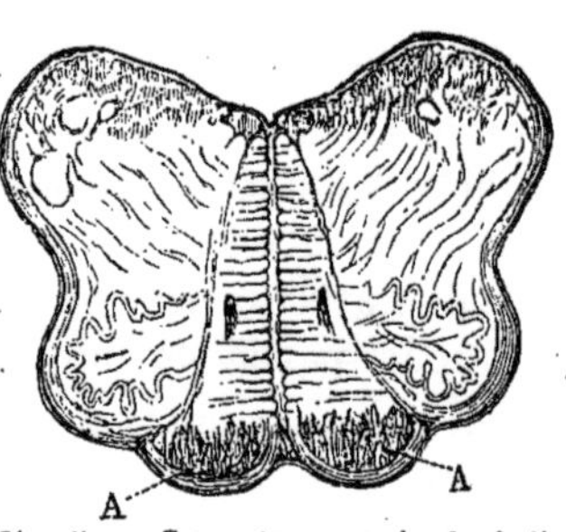

Fig. 7. — Coupe transversale du bulbe rachidien passant par la partie moyenne des olives. **AA**, pyramides antérieures sclérosées.

Les pyramides une fois complétement formées sont envahies dans toute leur étendue à l'exception de la zone de fibres circulaires qui les recouvre. Celle-ci est, en effet, ordinairement respectée. (*Fig.* 7.)

Si, dans la protubérance le trajet de la sclérose est difficile à suivre, on la retrouve du moins à la surface du pédoncule cérébral, lorsque les fibres dissociées se sont de nouveau réunies en faisceau. Elle n'a pas été suivie au-delà de ce point.

b) **Lésions de la substance grise.**

MOELLE ÉPINIÈRE. Nous allons passer maintenant à l'étude des lésions de la substance grise dans la moelle épinière. Celles-ci, dans la plupart des observations que je rapporte, atteignent exclusivement la substance grise antérieure. Je dois dire cependant que quelquefois, mais dans un nombre de cas limité seulement, et le plus habituellement alors sur des points circonscrits, la substance grise postérieure a été trouvée malade.

Quoi qu'il en soit, le fait constant au milieu de la variabilité des autres lésions, a toujours été une atrophie des cellules motrices, pouvant aller sur certains points jusqu'à leur disparition presque complète.

Ces cellules semblent se détruire par deux procédés qui sont à la vérité bien voisins l'un de l'autre ; l'atrophie simple et l'atrophie pigmentaire. Dans le premier cas, la cellule réduite dans tous ses dimensions « six ou sept fois plus petite qu'à l'état normal, a conservé cependant sa forme anguleuse, et possède encore un noyau et un nucléole ainsi que des prolongements distincts », mais déjà rétrécis et atrophiés. Elle se détruit en définitive par le fait d'une diminution de volume progressive, portant son action sur tous ses éléments à la fois, sans qu'il soit possible de rencontrer, dans ses parties diverses, aucune production pathologique. (*Fig. 8*, nos 6, 7, 8.)

Dans la seconde forme, au contraire, la cellule conserve longtemps un certain volume, mais elle s'altère dans sa forme et son contenu se modifie. Les prolongements, en effet, se détruisent ou deviennent tellement fragiles qu'il n'est plus possible de les isoler avec le corps de la cellule. Celui-ci devient globuleux, et l'on voit s'accumuler dans son intérieur une masse considérable de pigment jaune ou brun, réfractaire à l'action du carmin. Ce pigment existe, il est vrai, habituel-

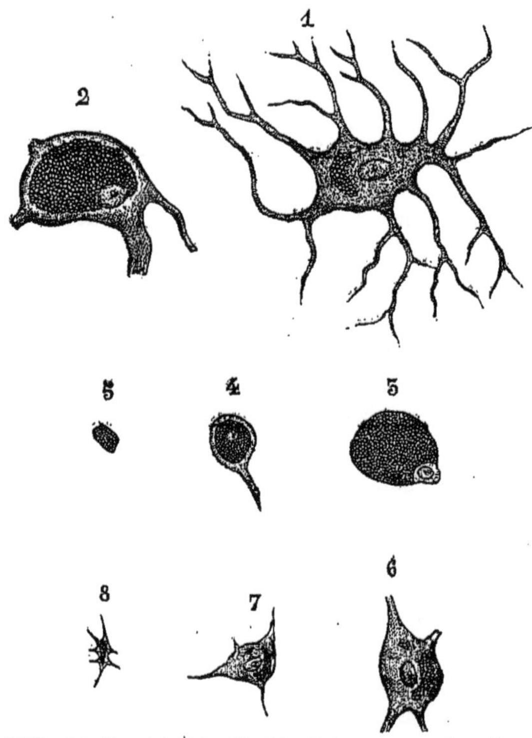

Fig. 8. — Différentes phases de l'atrophie des cellules nerveuses dans la corne antérieure. 1, cellule normale. — 2, 3, 4, 5, atrophie pigmentaire. — 6, 7, 8, atrophie simple.

lement à l'état normal dans la cellule, mais on ne l'y rencontre alors qu'en petite quantité à la fois. Ici, au contraire, il la remplit complétement et dans certains cas il semble avoir rejeté le noyau à la périphérie. Ailleurs « les granulations pigmentaires se groupent irrégulièrement, tantôt à l'une des extrémités, tantôt aux deux extrémités d'une cellule allongée, quelquefois elles forment un anneau partiel ou complet, d'épaisseur variable à la circonférence de la cellule, laissant au centre une portion transparente. » Bientôt la cellule, devenue complétement globuleuse et considérablement atrophiée, n'est plus représentée que par une sorte de petite poche pigmentaire, dans laquelle on ne parvient plus à reconnaître ni protoplasma ni noyau. Enfin, au dernier terme du processus, un petit amas granuleux et irrégulier demeure le seul vestige de la cellule dégénérée. (*Fig. 8*, n°s 2, 3, 4, 5).

Du reste, ces deux formes d'atrophie sont toujours intimement mélangées l'une à l'autre. Il est fréquent, dans le même groupe cellulaire, de les rencontrer toutes deux à la fois.

Nous connaissons la lésion, voyons le mode de distribution qu'elle affecte. D'une façon générale elle atteint symétriquement la substance grise antérieure des deux côtés dans toute la hauteur de la moelle. Elle est, toutefois, habituellement beaucoup plus prononcée dans les parties supérieures de la région cervicale, et va en s'atténuant de haut en bas. Du moins en est-il ainsi dans cinq observations sur six où l'état comparatif des régions cervicale et lombaire a été mentionné. Dans la sixième, au contraire (Obs. VII), les lésions ont paru aussi prononcées au niveau du renflement lombaire que partout ailleurs.

Un autre caractère important et qui a été relevé avec soin dans quelques observations, est l'irrégularité même qu'affecte dans sa distribution la lésion cellulaire. Elle frappe çà et là comme au hasard, sans montrer de préférence pour tel ou tel groupe cellulaire, à l'exclusion de tel autre. Dans la plupart d'entre eux, on peut rencontrer à côté de cellules demeurées saines, toutes les formes et tous les degrés de la dégénération. Quelquefois cependant on a signalé la présence de foyers; les uns hémorrhagiques, les autres répondant assez bien, par leurs caractères, à la lésion que M. Lockhart-Clarke a désignée sous le nom de foyers de désintégration granuleuse. Toutefois ces foyers, toujours petits, sont en nombre restreint, et d'ailleurs leur existence est loin d'être constante.

Quel est l'état de la névroglie et des vaisseaux sanguins ?

Pour ce qui est de la première, on doit avouer que nos connaissances sont peu précises sur la nature de l'altération qu'elle subit. Tantôt, en effet, on l'indique comme étant raréfiée (Obs. V), tantôt comme finement grenue (Obs. I), tantôt enfin comme ayant subi la désintégration granuleuse d'une façon pour ainsi dire diffuse (Obs. VII). De plus, tandis que dans certaines observations (Obs. VI, par exemple), on signale la présence d'un nombre considérable de noyaux ovalaires ; dans plusieurs autres, l'absence de toute multiplication nucléaire est expressément indiquée.

Quant aux vaisseaux, bien que leur état soit loin d'être toujours le même, on doit signaler un développement du réseau capillaire, parfois excessif dans les cornes antérieures, et souvent aussi une lésion des gros troncs, dont les parois sont tantôt épaissies et comme fibreuses, tantôt pourvues de noyaux plus abondants que de coutume.

Si on ajoute à ces lésions la présence de corpuscules amyloïdes disséminés çà et là, parfois très-abondants, surtout dans la substance blanche (Obs. V), et de corps granuleux, plus nombreux également dans le cordon latéral, remplissant quelquefois les gaînes vasculaires, on aura les altérations le plus souvent rencontrées dans la substance grise de la moelle épinière.

Dans quelques cas, cependant, mais à titre d'exception, on a vu les lésions dépasser les limites de la substance grise antérieure, pour envahir soit les cornes postérieures (Obs. VI et VII) et en particulier la colonne vésiculaire de Clarke (Obs. II), soit les commissures (Obs. I) et enfin le canal central qu'on a fréquemment rencontré oblitéré. Je ne mentionne, du reste, l'oblitération du canal central, que pour être complet, car elle ne paraît avoir aucune signification spéciale, et semble compatible avec une intégrité fonctionnelle complète de l'axe spinal.

Bulbe rachidien. Dans la substance grise du bulbe, les caractères microscopiques de l'altération sont les mêmes que dans la moelle épinière; il me suffira donc d'indiquer les parties qui y sont le plus habituellement affectées.

On sait qu'il existe, au sein de la substance qui forme le plancher du quatrième ventricule, étagés dans la moitié inférieure de cette région, un certain nombre de groupes cellulaires qui constituent les noyaux d'origine de la plupart des nerfs bulbaires. Plusieurs de ces noyaux étant considérés comme les équivalents physiologiques de la substance des cornes antérieures dans la moelle, il est naturel de penser, en présence des symptômes bulbaires constants dans la sclérose amyotrophique, qu'ils doivent être atteints de la même façon que cette dernière. Cependant, de tous ces noyaux, le

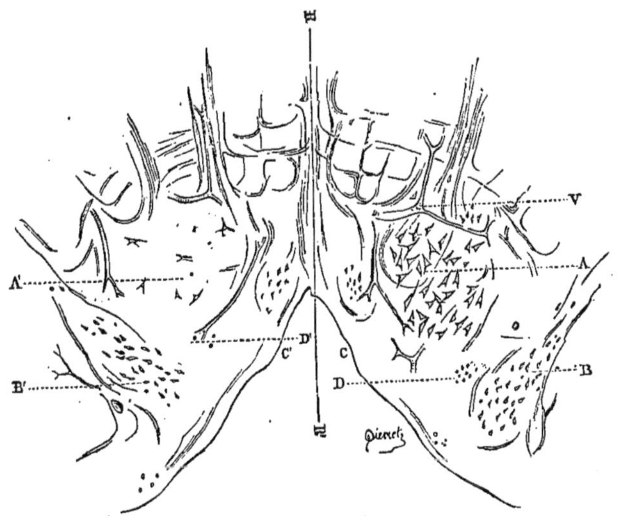

Fig. 9. — Coupe transversale du bulbe faite au niveau de la partie moyenne du noyau de l'hypoglosse. A. B. (à droite de la ligne fictive RR') représentent l'état normal. — A, noyau de l'hypoglosse composé d'une agrégation d'une trentaine de grandes cellules multipolaires. — V, un vaisseau qui circonscrit en dedans et en avant le noyau. C, plancher du quatrième ventricule. — D, fasciculus teres. — B, noyau du pneumogastrique. — A'B' (à gauche de la ligne fictive RR') représentant les mêmes parties dans un cas de sclérose latérale amyotrophique. On voit qu'il existe à peine cinq ou six cellules nerveuses intactes dans l'aire du noyau de l'hypoglosse. — A' fasciculus teres. — B' noyau du pneumogastrique ne présentent aucune altération appréciable.

seul dont la lésion ait été, je ne parle que des observations récentes, constamment signalée, est celui de l'hypoglosse. Les autres ont paru très-peu malades, si toutefois ils étaient atteints. Ou bien on s'est contenté de signaler, d'une façon vague, des lésions de la substance grise bulbaire en général.

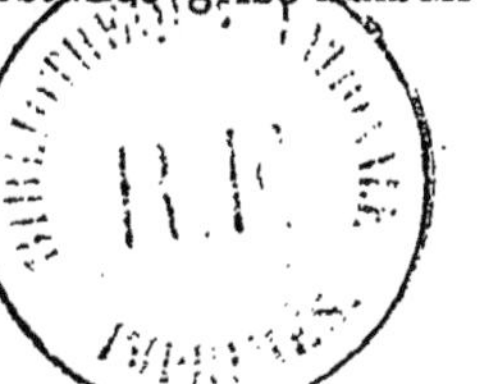

GOMBAULT.   2

Je dois faire une exception pour l'observation de M. Lockhart-Clarke (Obs. VII) qui signale des lésions dans la plupart des noyaux bulbaires, et même dans les amas de cellules qui se rencontrent au niveau du tubercule gris de Rolando et du corps restiforme.

Quoi qu'il en soit, le noyau de l'hypoglosse paraît, le plus souvent, profondément altéré ; ses cellules ont perdu leurs prolongements et se sont atrophiées en grand nombre à tel point que « sur certaines coupes on rencontre à peine, de chaque côté, cinq ou six cellules intactes au lieu de quarante ou cinquante, chiffre normal » (Obs. I). (*Fig. 9.*)

II. — Lésions des racines nerveuses et des nerfs périphériques.

Dans presque tous les cas on a trouvé une altération des racines antérieures de la moelle, caractérisée à l'œil nu par une diminution de volume plus ou moins considérable, la teinte grise et la demi-transparence spéciales à l'atrophie des filets nerveux. Au microscope on a constaté souvent tous les degrés de l'atrophie dégénérative jusqu'à la disparition complète du cylindre de myéline. On a signalé en même temps les caractères d'une périnévrite plus ou moins prononcée. Cependant plusieurs fois (Obs. I, II, III), les résultats de l'examen microscopique ne se sont pas trouvés en concordance parfaite avec ceux que fournissait l'examen à l'œil nu. Ce désaccord est surtout marqué pour l'observation III, où on a noté la teinte grise, l'injection, une légère diminution de volume des racines et où plus tard on n'a pu constater au microscope aucune lésion appréciable. D'une façon générale, l'atrophie des racines semble suivre, pas à pas, les altérations de la substance grise. C'est donc à la région cervicale qu'elle est habituellement le plus accusée.

Les racines postérieures ont presque toujours été trouvées intactes (excepté dans l'Observation V).

Tandis que les noyaux bulbaires, à part celui de l'hypoglosse, ont paru souvent être le siége d'altérations peu prononcées, on a noté, au contraire, dans presque tous les cas, la coloration grise et même la diminution de volume des racines de l'hypoglosse, du spinal du pneumo-gastrique, du facial.

Dans certaines observations le tronc de quelques nerfs périphériques (phréniques, cubital, médian), contenait des tubes nerveux altérés. Toutefois ce résultat n'est pas constant et dans des observations plus nombreuses, ces nerfs ont été trouvés normaux.

Quant au grand sympathique cervical, il était sain dans les deux cas où l'examen en a été pratiqué. (Obs. I et VI.)

III. — Lésions des muscles.

Il me reste, pour compléter cette étude anatomique, à faire connaître l'état des muscles de la vie de relation. Ils sont atteints d'une atrophie habituellement beaucoup plus prononcée dans les parties supérieures du corps que dans les membres inférieurs. L'atrophie suit donc exactement, dans son mode de distribution, celui des altérations de la substance grise rachidienne.

Moins irrégulièrement disséminée que ne l'est celle de l'atrophie musculaire protopathique, elle ne présente cependant pas avec cette dernière de différence bien tranchée. Ainsi on rencontre, et cela dans le même membre, des muscles ayant conservé leur coloration rouge, les uns de volume presque normal, les autres très-amincis, à côté d'autres muscles décolorés, jaunâtres, de consistance molle, les uns encore volumineux les autres complétement atrophiés.

L'examen microscopique démontre que même dans les muscles jaunes la dégénération granuleuse ou granulo-graisseuse n'est pas le procédé de destruction habituel de la fibre musculaire; ce qu'on rencontre habituellement, ce sont les deux formes suivantes : Tantôt, c'est l'atrophie simple ; la fibre musculaire diminue graduellement de volume tout en conservant sa striation parfaitement nette. Tantôt, au contraire, on assiste à un processus véritablement actif. Les noyaux du sarcolemme entrent en prolifération et

s'accumulent dans son intérieur. Pendant ce temps la
substance musculaire, tout en conservant le plus souvent sa
striation, se fragmente en petits blocs dans l'intervalle desquels le sarcolemme revenu sur lui-même constitue des étran-
glements; la fibre devient moniliforme. Plus tard, la substance
musculaire a complétement disparu et la fibre se trouve réduite à une sorte de gaîne fibreuse, vide de muscle et rem-

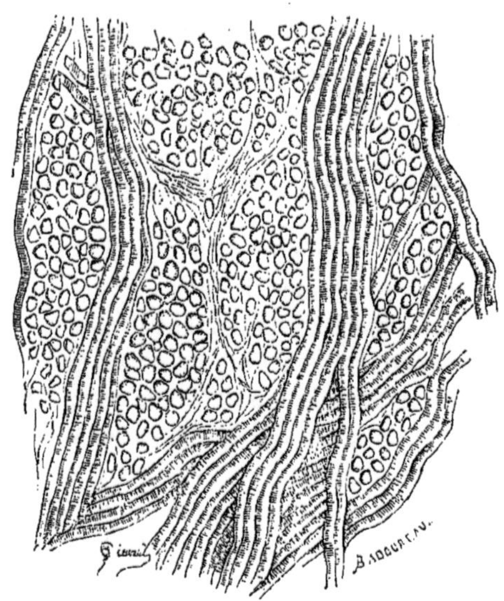

Fig. 10. — Coupe de la langue, état normal.

plie de distance en distance par des amas de noyaux. Cependant le tissu interstitiel est le siége d'une irritation plus ou
moins vive qui se traduit par la multiplication de ses noyaux;
cette irritation peut même, dans certains cas, acquérir une intensité plus grande encore comme le prouve l'Observation III,
où l'on a rencontré dans un muscle, principalement au voisinage de son tendon, une infiltration assez abondante de leucocytes. Pendant que les fibres musculaires se détruisent, la
lésion interstitielle évolue de son côté, et à la période ultime
le muscle ne se trouve plus représenté que par une lame de
tissu conjonctif.

On doit signaler ici un accident fréquent dans cette transformation conjonctive du muscle, c'est la substitution adipeuse. On voit alors les vésicules adipeuses, se développer en séries parallèles dans l'épaisseur du tissu conjonctif. Cette adipose interstitielle, habituellement restreinte, prend, dans certaines circonstances, des proportions considérables; et on comprend qu'on puisse voir alors les masses musculaires atrophiées récupérer et dépasser même de beaucoup leur relief normal. En fait, on l'a vue dans un cas de M. Otto Barth simuler la paralysie pseudo-hypertrophique.

Un certain degré d'infiltration adipeuse interstitielle est assurément fréquent dans la langue, qui contient, du reste, normalement une assez grande quantité de graisse. Peut-être doit-on attribuer à ce fait l'intégrité apparente de l'organe dans

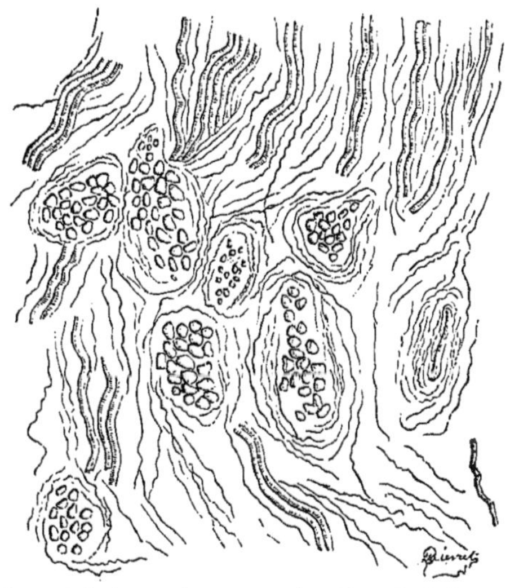

Fig. 11. — Coupe de la langue dans un cas de sclérose latérale amyotrophique avec paralysie labio glosso-laryngée. — (Obs. III.)

certains cas où des troubles fonctionnels très-marqués devaient faire croire à une altération profonde de son tissu. Quant à la sclérose proprement dite de la langue, elle était très-prononcée dans les Observations III et IV, mais surtout dans la première (Fig. 11). Du reste, comme les fibres musculaires de la langue subissent, en général, l'atrophie simple, on comprend que les dissociations ne puissent fournir que des renseignements très-incomplets sur son état, et qu'une atrophie même assez prononcée pourrait très-bien passer inaperçue, si on négligeait de pratiquer l'examen de l'organe à l'aide de coupes, mettant en évidence et la diminution de volume des faisceaux musculaires, et l'agrandissement des territoires conjonctifs qui les séparent.

CHAPITRE II.

Symptômes.

La maladie, à sa période de complet développement, offre un aspect vraiment caractéristique, qu'elle emprunte principalement aux symptômes relevant de la sclérose des cordons latéraux.

Les membres supérieurs frappés d'une atrophie en masse, mais presque toujours cependant plus prononcée aux mains, sont en général à peu près complétement paralysés. C'est à peine si quelques mouvements partiels et toujours très-limités sont encore possibles. Ces membres sont, en outre, le siége, au niveau de toutes leurs articulations, d'une raideur spasmodique qui fixe chaque segment dans sa position, d'une manière permanente. Les membres inférieurs, au contraire, ont l'aspect de l'état normal ; les masses musculaires y ont conservé leur relief, et contrastent par leur volume, avec l'atrophie si prononcée aux membres supérieurs. Cependant cette intégrité n'est qu'apparente, et le malade est déjà dans l'impossibilité presqu'absolue d'en faire usage. Parfois, il peut encore se tenir debout lorsqu'il est vigoureusement soutenu de chaque côté, mais il est incapable de faire un pas en avant. A la moindre tentative ses jambes se raidissent aussitôt, se portent dans l'adduction forcée et s'entrecroisent. Il est donc condamné à demeurer assis sur un fauteuil, le plus souvent même il est confiné au lit. Là aussi, de temps à autre, quelquefois à la suite d'un effort, le plus souvent, sans cause appréciable, surviennent dans les membres des accès de spasme tonique, habituellement dans l'extension, spasmes qui se calment après quelques instants de durée, pour recommencer un peu plus tard. En même temps s'observe un certain degré de raideur permanente au niveau de toutes les articulations. Cette demi-contracture envahit aussi les muscles des lombes, du dos, du cou ; les mouvements du tronc et de la tête se trouvent ainsi plus ou moins complétement abolis ; et le malade, condamné à une immobilité presqu'absolue doit attendre le secours d'une main étrangère pour prendre sa nourriture, et même pour changer de position dans son lit.

A ces symptômes vient se joindre au grand complet, le cortége de la paralysie labio-glosso-laryngée. La voix est nasonnée, la parole embarrassée, parfois même inintelligible. Les lèvres, toujours entr'ouvertes, ne peuvent plus retenir la salive qui s'écoule incessamment hors de la bouche. Tous les traits de la partie inférieure de la face conservent une immobilité étrange. Les commissures buccales sont fortement tirées en dehors, et l'exagération du sillon buccolabial imprime à la physionomie une sorte de rire permanent. La gêne de la déglutition et des troubles respiratoires fréquents viennent enfin compléter ce tableau.

Cependant la sensibilité générale est conservée, l'intelligence reste à peu près intacte. Les fonctions de la vessie et du rectum demeurent habituellement régulières. La fièvre a moins de complication et toujours absente.

On voit par l'exposé qui précède que les symptômes de cette affection peuvent être divisés tout d'abord en deux groupes principaux.

1° Ceux qui sont sous la dépendance de la lésion de la moelle épinière.

2° Ceux qui prennent leur origine dans les altérations du bulbe.

Il me faut maintenant, reprenant chacun 'd'eux l'un après l'autre, les examiner de plus près, et déterminer l'ordre dans lequel ils se succèdent.

I.—Symptômes qui sont sous la dépendance des lésions de la moelle épinière.

Ce premier groupe est constitué par deux ordres de symptômes, les uns relevant de la lésion de la substance grise antérieure ; les autres de la sclérose des cordons latéraux. Je m'occuperai tout d'abord des premiers.

Symptomes du début. — Le premier phénomène qui d'ordinaire attire l'attention des malades est un certain degré de faiblesse, une gêne dans les mouvements qui s'empare de l'un des quatre membres. Le bras devient maladroit et lent à se mouvoir ; la jambe fléchit pendant la marche, et il en résulte des faux pas ou même des chutes. Parfois, dès cette époque, un peu de tremblement survient à propos de mouvements un peu violents.

En même temps, quelquefois même plus tôt, il s'est produit des fourmillements, des engourdissements ou des douleurs dans ces mêmes régions.

Bientôt survient une parésie véritable, puis une paralysie avec contracture, dont j'aurai bientôt à m'occuper, et qui a pour caractère de se généraliser rapidement. Enfin, on s'aperçoit de la diminution de volume de quelques masses musculaires. C'est l'atrophie musculaire qui s'établit et envahit successivement le membre tout entier.

Atrophie musculaire. — Toujours prédominant aux membres supérieurs, elle est plus uniformément distribuée ici que dans l'atrophie musculaire protopathique. On signale, il est vrai, dans certaines observations quelques muscles plus particulièrement atteints, le deltoïde par exemple (Obs. I), et surtout les éminences thénar et hypothénar. Toujours est-il cependant que d'une façon générale, l'atrophie frappe les différents segments du membre d'une façon à peu près uniforme. Il ne faut donc pas s'attendre ici à rencontrer fréquemment ces déformations irrégulières et parfois très-étendues, si fréquentes dans l'atrophie musculaire protopathique. Dans cette dernière affection, les déformations atrophiques, conséquence de la disparition des masses musculaires, varient avec les cas particuliers et suivent l'amyotrophie dans sa marche capricieuse. Tel n'est pas le cas pour la maladie qui nous occupe. Il existe également, il est vrai, ici des déformations, mais elles reconnaissent une cause toute différente, la contracture musculaire. Celle-ci portant son action sur l'ensemble du membre atrophié d'une façon égale, à peu près dans toutes ses parties, les déformations qu'elle produira seront nécessairement toujours les mêmes. Aussi rencontre-t-on toujours, à peu de chose près, la même attitude des membres, dans tous les cas de sclérose latérale amyotrophique.

L'amyotrophie porte son action sur les deux membres supérieurs, mais comme elle ne les envahit que successivement, il est de règle pour ainsi dire qu'elle soit plus prononcée dans l'un des deux.

On la rencontre au cou, aussi bien qu'au tronc, où elle peut même atteindre un degré assez avancé ; mais ici encore elle est uniforme et ce qu'on a noté surtout, c'est un amoindrissement général de tous les reliefs musculaires. Aussi n'a-t-on pas à signaler ces torticolis paralytiques, ces déviations de la colonne dorsale, symptômes qui semblent appartenir en propre à l'atrophie musculaire protopathique. Ce qu'on observe dans un certain nombre de cas, c'est bien plutôt la rigidité de ces régions, phénomène d'un tout autre ordre et qui contribue pour sa part à révéler l'existence d'une lésion des faisceaux blancs.

Aux membres inférieurs, dans le plus grand nombre des cas, l'atrophie n'est pour ainsi dire qu'un phénomène accessoire, et la maladie peut atteindre son dernier terme sans y produire autre chose qu'un amaigrissement général plus ou moins prononcé. C'est donc dans cette région surtout qu'il conviendra de rechercher plus spécialement les symptômes auxquels donne naissance la sclérose latérale, puisqu'ils s'y montrent dégagés pour ainsi dire de ceux de l'amyotrophie.

Les contractions fibrillaires font partie du cortége habituel de l'atrophie musculaire progressive et elles ne font pas défaut non plus dans le cours de l'affection qui nous occupe. Il s'en faut de beaucoup cependant qu'elles en constituent un des symptômes importants, car elles manquent quelquefois à peu près complétement (Obs. VI). Elles consistent, comme on le sait, en contractions musculaires partielles et involontaires qui se traduisent à la surface de la peau par de petits soulèvements assez brusques, généralement perçus par le malade. Lorsque le nombre des fibres entrant à la fois en contraction est assez considérable, et les parties auxquelles elles s'insèrent assez mobiles comme les doigts, la contraction fibrillaire s'accompagne d'un léger mouvement de ces parties. Les contractions fibrillaires sont donc en tout semblables ici à celles que l'on observe dans l'atrophie musculaire protopathique. Tantôt la surface du corps tout entière en est à chaque instant sillonnée, tantôt, au contraire, elles sont rares et il est nécessaire de les provoquer par l'excitation de la peau pour les voir apparaître.

D'une façon générale la contractilité électrique des muscles est conservée dans la sclérose latérale amyotrophique. Cependant dans l'observation V, elle a paru complétement abolie, sans que rien dans les résultats nécroscopiques soit venu donner l'explication de cette anomalie.

Jusqu'à présent, à part quelques différences qu'on peut considérer comme de second ordre, rien dans la description qui vient d'être faite ne distingue d'une façon absolue la sclérose latérale amyotrophique de l'atrophie musculaire protopathique. C'est qu'en effet, dans l'une et l'autre affection, à des lésions à peu près identiques, correspond tout un groupe symptomatique semblable, qui seul, jusqu'à ce moment, nous a occupés.

Il me reste à aborder maintenant la description d'une autre série de symptômes qui caractérisent plus spécialement la sclérose latérale amyotrophique. Ces symptômes relèvent, pour la plupart, il ne me sera pas difficile d'en donner la démonstration, de la lésion des faisceaux blancs latéraux.

PARALYSIE AVEC CONTRACTURE.

J'ai dit tout à l'heure qu'aux engourdissements, à la maladresse, à la gêne des mouvements ne tardait pas à succéder une paralysie véritable, accompagnée, après un très-court espace de temps, de contracture spasmodique dans les muscles. Le plus communément, à un moment où l'amyotrophie n'est encore qu'à son début, et ne pourrait en aucune manière rendre compte du phénomène, un des membres supérieurs d'abord, puis bientôt le second, sont déjà incapables de rendre au malade, dans les exercices de sa profession, leur service accoutumé. La paralysie faisant des progrès rapides, cette impotence professionnelle en quelque sorte, est bientôt dépassée, et le malade cesse de pouvoir user de ses membres même pour les usages journaliers de la vie. Cependant, cette paralysie est loin d'être à cette époque absolument complète; il est même assez rare qu'elle le devienne jamais, de légers mouvements volontaires demeurent presque toujours possibles.

C'est pendant cette période de paralysie incomplète qu'on voit se produire dans les membres, principalement à l'occasion des efforts que font les malades pour exécuter quelque mouvement, les phénomènes de l'épilepsie spinale. Ce sont des soubresauts brusques des tendons ; parfois aussi un tremblement qui peut affecter différentes formes; tantôt comme dans l'observation I, une série d'oscillations latérales ; tantôt un tremblement fin et continu ; tantôt, enfin, de véritables convulsions toniques, entremêlées de brusques secousses, et amenant le membre, pour un temps plus ou moins long, soit dans la flexion, soit dans l'extension forcée. Parfois alors l'accès tonique s'accompagne d'une trémulation très-fine qui persiste assez longtemps. Du reste, à côté, de ces phénomènes convulsifs passagers, on ne tarde pas à voir s'établir une contracture spasmodique permanente, et le membre prend alors l'attitude qu'il conservera pendant toute la durée de la maladie. Le bras est habituellement appliqué le long du tronc, l'avant-bras en pronation et demi-fléchi, ainsi que le poignet. Quant à la main, elle présente le plus habituellement l'aspect de la griffe atrophique, la disparition relativement précoce des interosseux et des muscles de l'éminence thénar laissant toute liberté d'action au long abducteur du pouce, et aux autres muscles de l'avant-bras. Cette rigidité n'est pas absolue, et l'on peut assez facilement au début de l'exploration imprimer quelques mouvements aux diverses articulations. Mais, d'habitude, cette simple excitation suffit pour exagérer la contracture et les tentatives nouvelles restent sans effet, en même temps qu'elles provoquent de vives douleurs. Lorsque cet état de choses a duré quelque temps, on comprend facilement qu'il se développe une inflammation lente de l'article, que les ligaments devenus plus rigides opposent par eux-mêmes une nouvelle résistance, et que le plus léger effort pour redresser le membre soit alors aussitôt douloureusement ressenti.

Les phénomènes de contracture ne sont pas dans tous les cas, il est vrai, aussi accentués dans les membres supérieurs que je viens de les y montrer, mais on les y rencontre toujours à un degré quelconque pendant une grande partie de la durée de l'affection. Un fait digne de remarque indiqué dans quelques observations (Obs. ix) mais surtout expressément relevé dans celle de M. Lockhart Clarke (Obs. vii), c'est la disparition de la contracture à la période ultime de la maladie. Soit que la désorganisation progressive du tissu musculaire ne lui permette plus de se contracter même d'une façon pathologique; soit que les progrès de la lésion médullaire aient supprimé l'excitation qui entretenait l'état spasmodique.

Il est encore un autre phénomène qui semble disparaître, lui aussi, à un moment donné de l'évolution morbide, mais qui, pendant un certain temps, se produit parfois avec une certaine intensité. Je veux parler d'une hyperesthésie douloureuse des muscles sur laquelle M. Charcot a spécialement attiré l'attention. Ce symptôme n'a pas été signalé jusqu'ici dans l'atrophie musculaire protopathique. Les douleurs musculaires

ont paru se manifester spontanément dans quelques observations (Obs. vii), mais jamais elles n'accompagnent les contractions fibrillaires ; les contractions toniques elles-mêmes
ne semblent pas douloureuses. Le procédé le plus certain
pour les faire naître est la compression des masses musculaires, lorsque les saisissant à pleine main on les comprime
entre les doigts. Ces douleurs sont toujours du reste de mé-
diocre intensité, et ne survivent guère à la manœuvre qui les
a produites. C'est au niveau des points où l'amyotrophie est
encore peu prononcée qu'on les rencontre le plus sûrement.
Aussi ont-elles paru généralement plus intenses aux membres
inférieurs qu'au niveau des avant-bras ou des bras. Les pres-
sions exercées sur le trajet des troncs nerveux ne déterminent
au contraire aucune douleur.

Les diverses particularités que je viens de mentionner
sont encore plus accentuées peut-être aux membres inférieurs où elles sont, comme je l'ai déjà dit, ordinairement
dégagées des symptômes de l'atrophie musculaire. Ces membres sont, en effet, envahis de très-bonne heure par les
symptômes prodromiques que j'ai signalés aux membres supérieurs et consécutivement par la paralysie avec contracture. En raison même des fonctions spéciales dévolues aux
membres inférieurs, les effets de la parésie s'y font de bonne
heure vivement sentir, et c'est elle ici qui domine toute la
situation. Très-rapidement la marche devient difficile, les
jambes sont lourdes, les pieds traînent péniblement sur le
sol, des chutes fréquentes se produisent. Puis apparaît l'é-
pilepsie spinale. Aussitôt que le malade veut se mettre en
mouvement, les membres « se raidissent tout à coup, s'entre-
croisent, et en même temps les pieds se portent en dedans
par un mouvement involontaire d'adduction forcée. » (Obs. I
et IX.) La marche est devenue impossible, le malade passe
ses journées assis sur une chaise; on est obligé de le porter
dans son lit. De temps à autre les accès toniques se renou-
vellent, produisant d'ordinaire l'extension de la jambe avec
adduction des cuisses, quelquefois, bien que plus rarement,
la flexion des genoux. La fréquence de ces accès est très-va-
riable; chez les uns, une forte excitation est nécessaire à leur

production. Pour d'autres malades, il suffit de les découvrir lorsqu'ils sont au lit pour voir aussitôt commencer les phénomènes convulsifs, sous la simple influence du contact d'un air plus froid.

Après un temps variable, la contracture est devenue permanente. Habituellement, la jambe est étendue sur la cuisse; quelquefois (Obs. VII), il y a une légère flexion des genoux. Le malade passe alors tout son temps dans le décubitus dorsal, et les seuls changements de position qui lui soient possibles, lorsque la contracture des muscles du dos ou du cou ne s'y oppose pas, sont des alternatives entre la position demi-assise, au moyen d'oreillers, et le décubitus horizontal. Cependant, chose digne de remarque lorsqu'il s'agit d'une affection médullaire, les eschares ont peu de tendance à se produire et jamais, dans tous les cas, elles n'affectent la forme rapide. Le malade de l'observation IV était soumis au traitement par les pointes de feu fréquemment renouvelées de chaque côté de la colonne vertébrale, et les plaies ainsi faites toujours très-superficielles, il est vrai, se cicatrisaient facilement.

En résumé, et je dois insister sur ce fait, car c'est là un des grands caractères diagnostiques de la sclérose amyotrophique; aux membres inférieurs, l'atrophie musculaire est un symptôme pour ainsi dire accessoire. La paralysie rapidement envahissante, et les phénomènes de contracture spasmodique permanente et passagère, y constituent la partie essentielle du tableau clinique.

Aux lombes, au dos, à la région cervicale, on n'a pas signalé, que je sache, d'accès de contracture passagère, mais la contracture permanente peut s'y montrer d'assez bonne heure (Obs. IV, VIII, IX.) Elle contribue pour sa part, en gênant les mouvements de latéralité de la tête et du tronc, à produire l'attitude spéciale que présentent les malades. Il ne s'agit pas ici de déviation bien marquée de la colonne vertébrale, soit en avant, soit en arrière : tous les mouvements paraissent être gênés au même degré. La tête est penchée en avant, le menton rapproché du sternum, et lorsque l'on veut l'étendre, on provoque habituellement au niveau de la nuque une assez vive douleur. Les diverses pièces de la colonne vertébrale sont comme soudées entre elles, le malade se retourne tout d'une pièce avec une lenteur extrême, et comme dans le mal sous-occipital, ou les angines intenses, des mouvements exagérés des yeux doivent suppléer à l'immobilité des articulations cervicales.

II. — Symptômes bulbaires.

Il me faut à présent étudier les phénomènes morbides qui se produisent dans la sphère d'innervation du bulbe rachidien. Ce sont ordinairement les plus tardifs, et ils succèdent à l'envahissement des membres inférieurs par la paralysie. Je serai bref dans cette description, car elle ne diffère en rien de celle de la paralysie labio-glosso-laryngée.

Le phénomène le plus apparent de ce syndrôme, comme aussi le premier dans l'ordre d'apparition, est la parésie de la langue et des lèvres, amenant à sa suite l'embarras de la parole. Celle-ci, d'abord confuse et empâtée, devient à la fin complétement inintelligible. Les lèvres ont perdu la plupart de leurs mouvements; elles ne peuvent s'affronter dans l'action de souffler une lumière, de siffler. La bouche, constamment entr'ouverte, laisse écouler la salive au dehors. Par le fait de l'action prédominante des muscles qui s'insèrent aux commissures (peut-être même par le fait de la contracture de ces muscles), celles-ci sont fortement, de chaque côté, attirées en dehors. Le sillon naso-labial s'exagère et imprime sur la physionomie du malade une sorte de rire permanent. Il semble que la contracture intervienne également ici, si on en juge par cette attitude forcée de tous les traits dans la partie inférieure du visage, par l'immobilité dans laquelle ils sont maintenus, par la lenteur avec laquelle ils reprennent leur expression première, lorsque sous le coup d'une impression vive, le malade est parvenu à la modifier. Le rire et les pleurs produisent à peu près le même résultat, c'est-à-dire l'exagération de cette espèce de rictus perpétuel. Mais une fois cet effet obtenu, alors que depuis longtemps la cause qui lui avait

donné naissance a disparu, le phénomène persiste encore. Je
ne puis parler de cette attitude de la partie inférieure de la face,
sans faire remarquer combien elle forme contraste avec celle
des parties supérieures : les yeux, les sourcils, le front, ayant
habituellement conservé leur expression normale. Dans un cas
cependant, on a noté des contractions fibrillaires dans les
paupières ; dans un autre, l'écoulement involontaire des
larmes, qu'on a attribué à une cause analogue à celle qui produit l'écoulement de la salive. Mais à part ces cas exceptionnels, on n'a noté de ce côté, d'habitude, aucun phénomène
pathologique.

Dans la langue, à la paralysie vient s'ajouter de bonne
heure une atrophie qui se reconnaît aux caractères suivants :
elle est petite, ratatinée ; sa face supérieure se couvre de
saillies séparées par des sillons plus ou moins profonds, comme
si la muqueuse qui la revêt était devenue trop large par la
diminution de volume des parties qu'elle enveloppe. Cette
surface est de plus agitée par des mouvements vermiculaires
parfois incessants, qui ne font que traduire les contractions
fibrillaires des muscles de l'organe. A ce moment, son extrémité antérieure peut à peine, au prix de grands efforts, dépasser d'un centimètre ou deux l'arcade dentaire inférieure,
et déjà elle ne peut plus s'appliquer contre la voûte palatine.
Dans les dernières périodes, collée en quelque sorte contre le
plancher de la bouche, elle demeure immobile dans cette dernière position. Il existe toutefois quelques exceptions : ainsi,
dans l'Observation VI, la langue n'a pas paru avoir diminué de
volume, soit que cette conservation du volume de l'organe fût
réelle, soit qu'elle reconnût pour cause un développement
exagéré du tissu adipeux interstitiel.

Par suite de cette paralysie de la langue, le premier temps de
la déglutition, d'abord difficile, cesse ensuite de s'accomplir,
et les aliments doivent être portés directement jusqu'à l'entrée
de l'isthme du gosier, pour qu'ils puissent être saisis par le
pharynx.

Une autre conséquence de l'immobilité de la langue, est
l'accumulation dans la bouche des produits de la desquamma-
tion épithéliale, qui n'étant plus détachés pendant la masti-

cation, tapissent sous la forme d'un enduit visqueux et très-adhérent, les parois de la cavité buccale.

Le nasonnement est noté, dans quelques observations, comme conséquence d'un certain degré de parésie du voile du palais. Habituellement cependant, celui-ci se contracte sous l'influence des excitations directes. Les aliments et les boissons ne refluent pas non plus par le nez.

A ces symptômes viennent s'ajouter des troubles du côté de la déglutition, de la respiration et de l'innervation cardiaque. La déglutition déjà compromise par la paralysie de la langue, le devient bientôt à un plus haut degré par le fait de celle du pharynx lui-même. C'est d'abord une simple gêne, parfois un sentiment très-net et permanent de constriction pharyngée. Les aliments restent longtemps dans la bouche, où ils doivent être introduits en petite quantité; le malade boit fréquemment pour faciliter leur passage. De temps à autre cependant, surtout lorsqu'il s'agit de boissons et que le liquide arrive au pharynx en trop grande abondance à la fois, survient une quinte de toux avec menace de suffocation. Cet accident devient par la suite de plus en plus fréquent, augmentant peu à peu d'intensité au point de rendre presqu'impossible parfois l'ingestion des liquides; puis c'est le tour des aliments solides, et il est devenu parfois nécessaire de nourrir les malades à l'aide de la sonde œsophagienne.

Les troubles graves du côté de la respiration et de la circulation n'apparaissent, en général, qu'à la période ultime de la maladie dont ils amènent souvent le dénouement fatal. Cependant, avant cette époque, ils peuvent se montrer sous une forme plus légère, quelquefois même on les compte au nombre des symptômes précoces. D'une façon générale, c'est alors une gêne mal définie de la respiration, un sentiment pénible de plénitude de la cage thoracique, ou bien de constriction à la base de la poitrine. Ce peut être encore une faiblesse habituelle des mouvements respiratoires, plus rarement des accès de dyspnée revenant à de longs intervalles.

Dans quelques cas, on a noté une accélération notable et habituelle du pouls sans élévation de la température; mais c'était à une période avancée de la maladie (Obs. II).

Quant aux accidents ultimes ils paraissent être le plus souvent ceux de la paralysie du pneumogastrique, et amènent la mort soit par asphyxie, soit par syncope.

CHAPITRE III.

Marche. — Durée. — Terminaison.

La marche de l'affection est progressivement envahissante, comme l'est celle de l'atrophie musculaire protopathique; mais ici ce sont les phénomènes paralytiques qui la dirigent en quelque sorte. Ce sont toujours en effet les troubles du mouvement qui, les premiers, attirent l'attention du malade, et même alors qu'ils coexistent sur un même point avec l'atrophie musculaire, il n'y a pas, entre les deux symptômes, atrophie et paralysie cette relation intime qu'on a relevée, avec juste raison, comme étant l'un des caractères de l'atrophie musculaire protopathique.

La paralysie procède de deux façons différentes : ou bien elle envahit presque simultanément les quatre membres (Obs. I); ou bien elle s'empare d'eux l'un après l'autre, et chacune de ses étapes est séparée de la suivante par un intervalle d'un mois ou deux quelquefois, mais exceptionnellement davantage. Dans cette seconde forme, elle se propage le plus communément dans le sens transversal, c'est-à-dire que si l'un des membres supérieurs est envahi le premier, le membre du côté opposé le sera immédiatement après lui; de telle façon que, pendant quelque temps, le malade sera atteint d'une paraplégie incomplète; paraplégie cervicale ou lombaire suivant le cas.

La propagation dans le sens vertical, par suite de laquelle les membres d'un même côté du corps sont paralysés les premiers est plus rare; ce sera, si on veut, la forme hémiplégique.

Dans tous les cas, l'envahissement *précoce* des membres inférieurs par la paralysie en dehors de toute atrophie musculaire appréciable, plus encore que les phénomènes d'épilepsie spinale, constitue le caractère essentiel de l'affection. Les gens atteints d'atrophie musculaire protopathique continuent le plus souvent à se servir de leurs membres inférieurs jusqu'à la période ultime de la maladie ; dans la sclérose latérale amyotrophique, au bout d'une année les malades sont en général confinés au lit, et déjà depuis six mois dans un certain nombre de cas, la marche était devenue presqu'impossible.

Si on excepte deux cas appartenant à M. Leyden où les accidents du côté de la langue ont précédé toute autre manifestation morbide, c'est toujours en dernier lieu que se sont montrés les phénomènes bulbaires, mais jamais ceux-ci n'ont fait défaut.

On peut donc, à l'exemple de M. Charcot, distinguer trois phases dans l'évolution de la sclérose latérale amyotrophique.

La première, caractérisée par la paraplégie cervicale.

La seconde, par l'envahissement des membres inférieurs.

La troisième marquée par l'apparition des symptômes bulbaires.

Le temps qui s'écoule, entre la première apparition des accidents et leur généralisation complète, est habituellement fort courte. Il a varié dans la très-grande majorité des cas entre six mois et une année.

Quant à la durée totale de la maladie, si on excepte deux cas où elle a été plus longue, 5 et 7 ans (Obs. I et VI), elle oscille entre un et trois ans.

Lorsqu'elle survient par le fait des progrès de la maladie, la mort survient de deux façons : ou bien affaibli par les progrès du mal, et souvent par une alimentation insuffisante, le malade tombe progressivement dans le marasme (quelquefois dans ces conditions, mais à ce moment seulement, on peut voir se développer une escharre à la région du sacrum) ; ou bien on voit apparaître des symptômes bulbaires graves qui amènent rapidement, quelquefois même subitement, la terminaison fatale.

CHAPITRE IV.

Malgré l'intérêt qui s'attachait à cette recherche, il m'a été impossible de tirer des observations que j'ai consultées, aucune notion de quelque valeur sur les conditions étiologiques de l'affection qui nous occupe. Les malades qui font l'objet de ces observations exerçaient les professions les plus diverses. Dans un seul cas (Obs. VIII), le malade accuse expressément l'influence du froid humide. Quant aux antécédents héréditaires ils sont négatifs toutes les fois qu'ils ont été notés.

Les malades dont je rapporte l'histoire ont été soumis à des traitements variés : hydrothérapie, électrothérapie, révulsifs locaux, nitrate d'argent à l'intérieur, etc., sans qu'aucune de ces médications ait paru influencer, même momentanément la marche de l'affection.

OBSERVATION I.

Atrophie musculaire progressive, marquée surtout aux membres supérieurs. — Atrophie des muscles de la langue et de l'orbiculaire des lèvres. — Paralysie avec rigidité des membres inférieurs. — Atrophie ou disparition des cellules nerveuses des cornes antérieures aux régions cervicale et dorsale. — Au bulbe, atrophie et destruction des cellules nerveuses du noyau de l'hypoglosse. — Atrophie des racines spinales antérieures, des racines de l'hypoglosse et du facial. — Sclérose rubannée, symétrique des cordons latéraux (Obs. de MM. Charcot et Joffroy, *Archives de physiologie*, mai 1869, n° 3).

Catherine Aubel est entrée à la Salpétrière, dans le service de

M. Charcot, au mois de juin 1865, présentant déjà à un degré très-marqué, les symptômes d'une atrophie musculaire progressive, dont le début remontait alors, à neuf mois environ. Ses parents, ses frères et ses sœurs au nombre de cinq, n'ont présenté aucune affection digne d'être notée, et tous jouissent d'une bonne santé. D'un tempérament lymphatique, elle a eu dans son enfance des engorgements ganglionnaires ; quelques ganglions ont même suppuré, elle porte au cou de nombreuses cicatrices caractéristiques.

Elle a été réglée régulièrement depuis l'âge de onze ans. Son état de santé ne présente ensuite rien de particulier à signaler depuis l'âge de 28 ans, époque à laquelle elle place le début de l'affection actuelle. Accouchée à terme, le 2 septembre 1864, d'un enfant qui s'est depuis toujours bien porté, la malade raconte que, le 6 septembre, ayant voulu se lever, cela lui a été impossible ; ses jambes étaient trop faibles pour la supporter et comme paralysées. Le 12 septembre, une nouvelle tentative pour sortir du lit n'a pas plus de succès ; la marche et la station sont à peu près impossibles, par suite de la faiblesse des membres inférieurs. Vers le 20 septembre, elle éprouve des douleurs dans les mains, et à partir de cette époque, les membres inférieurs s'affaiblissent à leur tour progressivement. Vers le 1er octobre, « elle est prise de la langue, » selon son expression, et la parole commence à devenir très-embarrassée. La malade se rend alors à pied, tant bien que mal, à l'hôpital Saint-Antoine ; renvoyée faute de place, elle y retourne le 11. Mais cette fois, les membres inférieurs étaient devenus trop faibles pour lui permettre de marcher, et elle se voit obligée de prendre une voiture.

Admise ce jour-là dans les salles, elle y fut soumise immédiatement à l'emploi des pilules de nitrate d'argent. Ce traitement fut suspendu au bout de trois semaines. Il n'avait entravé en rien la marche envahissante de la maladie, au contraire, la faiblesse des membres inférieurs et supérieurs avait progressé rapidement ; la marche était devenue tout à fait impossible ; la voix était devenue nasillarde ; la parole embarrassée, diffuse, presque inintelligible. Il nous a été impossible de savoir de la malade à quelle époque ont commencé à se produire l'atrophie et la déformation caractéristiques des membres supérieurs, qu'elle présentait déjà à un très-haut degré lors de son entrée à l'hospice. Quoi qu'il en soit, au moment où elle a été admise à la Salpétrière, l'affection semblait être entrée dans une période d'arrêt, et l'on n'a remarqué aucune aggravation des symptômes depuis le mois de juin jusqu'au 11 septembre 1865, époque à laquelle a été recueillie la note suivante :

La face est encore recouverte d'un masque très-accentué. La physionomie présente une expression singulière ; tandis que le front, les sourcils et la partie supérieure des joues ont conservé leur mobilité, on remarque qu'en dehors des moments où la malade éprouve une émotion un peu vive, la partie inférieure de la face reste pour ainsi dire immobile et sans vie. Mais lorsqu'elle rit ou pleure, les commissures labiales sont très-fortement portées en dehors, la bouche s'ouvre très-largement et le sillon nasolabial s'accuse d'une manière exagérée. La malade peut néanmoins fermer la bouche assez fortement, faire « la moue », mais elle ne peut siffler, souffler, simuler l'acte de donner un baiser.

Elle paraît très-intelligente et semble comprendre parfaitement toutes les questions qu'on lui adresse ; mais elle n'y répond qu'avec la plus grande difficulté et d'une manière presque inintelligible. La voix est nasonnée; la parole s'accompagne d'une espèce de grognement, et l'articulation de la plupart des mots se fait lentement, péniblement, avec une gêne extrême. La parole devient un peu moins indistincte lorsque l'on ferme les narines de la malade. La langue est petite, ratatinée, comme couverte de circonvolutions sur la face dorsale qui est le siége des mouvements fibrillaires et vermiculaires à peu près incessants. Elle ne peut être portée en haut vers la voute palatine, mais elle peut être poussée, quoique difficilement entre les arcades dentaires. Il est presque impossible à la malade de l'allonger en pointe, ou de la creuser en gouttière. La salive s'accumule dans la bouche et s'écoule continuellement au dehors. Le voile du palais, la luette présentent l'aspect normal et lorsqu'on porte une cuiller au fond de la gorge, le voile se soulève, mais à la vérité, d'une manière assez lente. — Depuis quelques jours, Catherine éprouve une sensation de constriction dans la région pharyngienne, sans que l'examen direct fasse découvrir aucune rougeur de la muqueuse, ni aucun gonflement des amygdales. La déglutition est parfois difficile, et il arrive que des parcelles d'aliments pénètrent dans le larynx et déterminent des accès de suffocation, mais jamais la boisson ni les aliments ne reviennent par le nez. Les aliments solides ne s'accumulent pas non plus entre les joues et les arcades dentaires. Les mouvements de la poitrine semblent normaux. L'auscultation ne démontre rien de pathologique ni au cœur ni aux poumons, et toutes les fonctions de la vie organique s'accomplissent d'une manière normale.

Etat des membres. — Les membres supérieurs sont dans l'ensemble remarquablement amaigris et affaiblis, ils sont pendants le long du tronc ; mais de plus à l'épaule, aux avant-bras et aux mains, il y a atrophie prédominante de certains muscles ou groupes de muscles. Le deltoïde est des deux côtés très-émacié et la saillie de l'épaule fait défaut. Aux avant-bras l'atrophie porte à la fois sur les muscles fléchisseurs et extenseurs des doigts, aux mains les éminences thénar et hypothénar sont remarquablement affectées ; le creux palmaire est excavé par suite de l'atrophie dest interosseux ; de plus, les doigts sont fléchis assez fortement et d'une manière permanente, surtout au niveau des articulations des premières phalanges ; de telle sorte que l'on a sous les yeux un bel exemple de déformation connue sous le nom de main en griffe. Les mouvements des différentes parties des membres supérieurs sont d'ailleurs extrêmement limités, c'est à peine si la malade peut soulever ses mains à dix centimètres au-dessus de ses genoux où elles reposent habituellement presque inertes. Ce mouvement d'élévation qui paraît exiger de grands efforts, ne peut être soutenu longtemps, et il s'accompagne d'une sorte de tremblement, surtout latéral, des mains fort singulier. Les mouvements de flexion, d'extension des doigts sont très-bornés. Depuis le mois de janvier, la malade qui sait écrire, n'a pas pu tenir une plume ; les mains ne lui sont d'ailleurs d'aucun usage et il lui est tout à fait impossible de porter ses aliments à sa bouche. Les mouvements de l'épaule, ceux de l'avant-bras sur le bras sont également très-bornés. D'une manière générale, le membre supérieur gauche est peut-être un peu moins faible que le droit.

Il n'existe aucun signe d'une altération quelconque de la sensibilité des membres supérieurs. La malade ne peut marcher, ni même seule, se tenir debout. Soutenue par deux personnes, si elle essaye de faire quelques pas, alors ses jambes se roidissent, s'entre-croisent, et en même temps ses pieds se portent en dedans par un mouvement involontaire d'adduction forcée. Les membres inférieurs sont, eux aussi, fortement amaigris, mais c'est un amaigrissement général; on ne constate plus comme aux membres supérieurs, les déformations qui tiennent à l'atrophie prédominante de certains groupes musculaires. Les pieds sont un peu rigides, dans une demi-extension et fortement portés en dedans. Il y a également de la rigidité, de la contracture dans les genoux, qui sont demi-fléchis, et dans l'adduction; les hanches paraissent également un peu rigides. La puissance musculaire n'est cependant pas complétement abolie aux membres inférieurs et la malade peut fléchir, un peu étendre les jambes. Ces mouvements, d'ailleurs très-limités, ne s'accompagnent pas de trémulation.

Il n'existe aucun trouble de sensibilité aux membres inférieurs où la malade n'éprouve ni douleur, ni crampes, ni fourmillements. La sensibilité électro-musculaire y paraît également normale, tandis qu'elle paraît plutôt exagérée aux membres supérieurs.

Un grand nombre de muscles, ceux surtout des extrémités supérieures, sont le siége de *contractions fibrillaires* extrêmement accusées. Ces contractions sont surtout remarquables aux avant-bras et aux mains ; elles se produisent tantôt spontanément, tantôt sous l'influence des moindres attouchements.

Elles sont assez énergiques pour produire des mouvements très-prononcés d'extension des doigts et de la main tout entière. Lorsque l'on a produit à l'aide d'un doigt un choc très-léger sur la face dorsale de l'avant-bras, il se fait un mouvement d'exten-

sion, bientôt suivi d'un mouvement de flexion correspondant, et
cela se répète ensuite jusqu'à trois ou quatre fois pour une seule
excitation. Si l'avant-bras est placé dans la pronation, on peut, en
frappant un petit coup sur le muscle supinateur, déterminer un
mouvement de supination, par suite duquel la main se renverse
sur sa face postérieure. L'excitation électrique détermine ces
mêmes contractions fibrillaires d'une manière plus prononcée encore. Ces contractions fibrillaires spontanées ou provoquées se
remarquent encore sur les muscles sterno-cléido-mastoïdiens,
en particulier, c'est sur celui du côté gauche qu'elles sont le
plus fréquentes et le plus accusées. Il n'existe pas traces de mouvements fibrillaires sur les différents muscles des membres inférieurs. Nous avons fait remarquer déjà, qu'à la langue ils sont
très-prononcés. Les muscles les plus profondément amaigris,
ceux des avant-bras par exemple, ont conservé à un haut degré
la contractilité électrique, ceux des membres inférieurs se contractent, eux aussi, énergiquement sous l'influence de la faradisation.

Tel était le tableau des symptômes au mois de septembre 1865,
un an après le début de l'affection. Depuis cette époque, jusqu'au
mois de février 1869, aucun changement notable ne s'est produit :
seulement la faiblesse des membres supérieurs a toujours été en
augmentant, mais cependant l'impuissance n'était pas complète et
la malade pouvait encore remuer un peu les doigts. La contracture des membres inférieurs a également fait des progrès, mais
sans jamais être excessive. Enfin, l'atrophie des muscles s'accen-
tuant de plus en plus, rendait les déformations des membres supérieurs et surtout des mains plus caractéristiques encore. L'impuissance motrice et l'atrophie n'ont également marché que fort
lentement du côté de la face et de la région sus-hyoïdienne ;
néanmoins, la difficulté de la prononciation et tous les autres phénomènes rappelant le tableau de la paralysie labio-glosso-pharyn-
gée s'étaient aggravés sans qu'il s'y fût adjoint des troubles notables
des fonctions respiratoires. Au tronc, il ne s'était produit aucun
phénomène nouveau. L'amaigrissement était considérable, mais
sans signe évident d'atrophie musculaire. Les muscles respiratoires fonctionnaient normalement, et en particulier il n'y avait
pas de signes de paralysie diaphragmatique. Les membres inférieurs présentaient la même faiblesse, le même amaigrissement
que nous avons déjà décrit. On n'y remarquait ni déformations
atrophiques des divers groupes de muscles, ni contractions fibrillaires. Les pieds présentaient toujours la même position vi-
cieuse. Ils étaient tournés en dedans, en même temps qu'ils étaient
légèrement étendus sur la jambe.

On avait remarqué que la malade s'affaiblissait et toussait depuis quelque temps ; lorsque le 5 février 1869, à la visite du
soir, on la trouva dans un état assez grave d'asphyxie qui s'était

déclaré presque subitement. Le pouls était à 136, il y avait cinquante inspirations à la minute. Il s'était déclaré un râle humide,
laryngo-trachéal qui s'entendait à une grande distance. La partie
supérieure des voies respiratoires était le siége d'une accumulation de mucosités que la malade ne pouvait rejeter. Le lendemain,
ces accidents paraissaient en partie dissipés, mais dès le soir, ils
reprenaient toute leur gravité. La malade a succombé le 11 février au soir.

Autopsie le 13 février 1869. — La rigidité cadavérique a été
observée à diverses reprises chez cette femme. Elle était complète douze heures après la mort au moment où l'on a fait le premier examen du cadavre, elle a persisté telle pendant toute la
journée du 12, et existait encore très-manifeste, le 13, au matin.
Elle s'est montrée très-forte même aux membres supérieurs, là
où l'atrophie était le plus prononcée. Avant de faire l'autopsie, on
apris la mesure du contour des poignets, des bras, des jambes, et
l'on a trouvé les chiffres suivants :

Contour au poignet................................... 0. 125
   — au bras.................................... 0. 17
   — à la partie moyenne de la cuisse......... 0. 365
   — à la jambe un peu au-dessus des malléoles. 0. 175

Il n'y avait pas de différence entre les membres du côté droit
et ceux du côté gauche.

B. Cavité thoracique. Les poumons présentaient, chacun dans
leur lobe inférieur, des granulations tuberculeuses et des noyaux
de pneumonie caséeuse commençante.

Les sommets étaient sains.

Le cœur pesait 185 grammes, son tissu était rouge, ferme ; il
paraissait entièrement sain ; il n'y avait aucune lésion valvulaire.

Les autres viscères ne présentaient rien à noter.

C. *Système musculaire.* La dissection nous a donné les résultats
suivants :

1° A. *A la face.* Les muscles des joues et du menton, mais principalement le buccinato-labial étaient atrophiés, pâles, jaunâtres,
réduits à de minces languettes musculaires.

Les orbiculaires des paupières, le frontal, les temporaux, les
masséters ne présentaient rien d'anormal.

2° *Au cou.* Les sterno-cléido-mastoïdiens paraissent sains. Les
muscles de la région sus-hyoïdienne sont très-petits. Ils présentent
une coloration jaune feuille-morte au niveau de la pointe de la
langue. Ils sont au contraire assez rouges, quoique manifestement
atrophiés dans la base de cet organe.

3° *Aux membres supérieurs.* Le deltoïde est atrophié d'une
manière très-marquée ; il est mince, pâle, jaune feuille-morte.
Les muscles du bras sont petits, mais d'une teinte rouge presque

normale. A l'avant-bras, les muscles sout excessivement grêles, mais là encore, la coloration rouge est assez bien conservée. Les muscles de la main sont jaunes, feuille-morte et très-atrophiés, surtout les interosseux. Les muscles de la main sont certainement, avec ceux de la langue, les plus altérés.

4° *Au tronc.* La masse sacro-lombaire, à sa partie inférieure, semble avoir subi un certain degré d'atrophie, sa coloration est jaunâtre, comme pour les muscles du dos, les lésions semblent diminuer et même disparaître à mesure qu'on se rapproche de la poitrine. Les pectoraux sont rouges et ne présentent pas d'atrophie marquée. Les intercostaux sont assez minces et un peu jaunâtres, le diaphragme paraît sain, du moins à l'œil nu.

5° *Aux membres inférieurs.* L'amaigrissement est assez marqué, les muscles ne sont pas très-volumineux, mais cependant, leur émaciation ne présente rien d'excessif, si l'on a égard à la maigreur générale du sujet. En somme, il ne semble pas y avoir là d'atrophie proprement dite. Les muscles sont d'ailleurs rouges et leur tissu semble sain.

D. *Système nerveux périphérique.* A l'œil nu, on est frappé par les changements considérables qui se sont produits dans le volume et dans la coloration des racines antérieures. Elles sont constituées par la réunion de faisceaux nerveux presque réduits à des filaments, de sorte qu'elles sont excessivement grêles ; leur coloration a pris une teinte grisâtre très-marquée, sans cependant présenter la demi-transparence que l'on observe dans les nerfs qui ont subi une atrophie complète. Ces altérations de volume et de coloration sont d'autant plus frappantes, qu'il ne s'est rien produit de semblable dans les racines postérieures, lesquelles ont conservé leur volume normal et leur coloration blanche. C'est surtout à la région cervicale que ces lésions sont le plus accusées; cependant on les observe encore dans presque toute la hauteur de la région dorsale, mais elles tendent à s'effacer à mesure qu'on s'éloigne de la région cervicale; à la région lombaire, les racines antérieures ont repris le volume et la coloration de l'état normal.

Le facial et l'hypoglosse présentent eux aussi une teinte grisâtre, analogue à celle des racines antérieures cervicales et dorsales ; cette altération dans la coloration devient surtout manifeste quand on compare ces nerfs, à d'autres, tels que le lingual, par exemple, qui ont conservé leur reflet blanchâtre. On ne remarque pas de diminution de volume de ces nerfs, analogue à celle que présentent les racines antérieures. Les autres nerfs périphériques ne nous montrent aucune modification appréciable.

E. *Système nerveux central.* L'encéphale ne présente aucune altération. Nous avons signalé à propos du système périphérique ceux des nerfs crâniens qui présentaient une modification dans leur teinte.

La moelle, examinée à l'état frais, ne nous a montré aucune altération appréciable à l'œil nu dans la plus grande partie de son étendue, mais dans une étendue de 5 centimètres environ au-dessus du renflement dorso-lombaire, elle offrait une diffluence excessive. De gros vaisseaux gorgés de sang d'une teinte rouge diffuse, s'observaient sur la partie ramollie. Le ramollissement portait principalement sur la moitié gauche et sur la partie postérieure de la moelle. Il est possible que malgré tout le soin qui a été mis à enlever la moelle, ce ramollissement ait été produit artificiellement, nous verrons que l'examen microscopique semble donner un appui à cette opinion.

B. *Examen microscopique.* Nous commencerons l'exposé de l'examen microscopique que nous avons fait du système musculaire, par la description des altérations des muscles de la main. Ce sont ceux en effet qui offrent les lésions les plus avancées. Les muscles des éminences thénar et hypothénar et les muscles interosseux étaient arrivés au même degré de dégénération et donnaient le même résultat à l'examen microscopique. Les préparations ont été faites à l'état frais. Nous prendrons pour type de notre description ce que nous avons observé dans l'opposant du pouce droit. En dilacerant la substance musculaire avec les aiguilles sur le verre à préparation, on reconnaît que la consistance des fibres est un peu plus grande qu'à l'ordinaire, elle rappelle celle du tissu conjonctif; dans la plupart des faisceaux musculaires, il existe de fines granulations graisseuses. Ni l'acide acétique, ni la potasse ne dissolvent ces granulations. Nous avons répété ces réactions plusieurs fois, et toujours le résultat a été le même. Ces granulations varient beaucoup en nombre et en volume d'une fibre musculaire à l'autre. Les stries transversales et longitudinales, qui se voient d'une façon très-nette dans certaines fibres atrophiées, mais peu granuleuses, sont plus où moins complétement masquées dans celles où les granulations existent en abondance. La striation a complétement disparu dans un certain nombre de fibres musculaires qui apparaissent sous l'aspect d'un cylindre rempli d'une matière transparente et qui renferment un nombre plus ou moins considérable de granulations en général, d'autant plus volumineuses qu'elles sont moins nombreuses· Ces granulations ne se dissolvent ni dans l'acide acétique, ni dans la potasse, pas plus que celles des fibres qui ont conservé la striation. Le volume des fibres musculaires semble normal pour un certain nombre d'entre elles ; mais pour la plupart, on observe une diminution parfois considérable, c'est ainsi qu'à côté d'une fibre musculaire, de dimension normale, on en voit d'autres dont le diamètre transversal est réduit au tiers ou à la moitié; certaines fibres offrent même un diamètre jusqu'à quatre et cinq fois plus petit que l'état normal. Et une particularité importante à signaler, c'est qu'un grand nombre de fibres qui ont subi une atrophie aussi considérable, présentent encore une striation très-nette et sont à peine ou même pas granuleuses. Parmi les fibres musculaires les plus altérées, un petit nombre seulement nous ont présenté la division en fragments de la substance musculaire. Dans les fibres où nous avons observé cette division, les blocs de substance musculaire étaient pressés les uns contre les autres.

Très-rarement, ils laissaient entre eux un intervalle, et alors en ces points, le sarcolemme était revenu sur lui-même ; nous n'avons pas, comme l'a observé dernièrement M. Hayem, dans un cas d'atrophie progressive, récemment publié, observé de multiplication de noyaux dans les tubes du sarcolemme. Les vaisseaux dans les muscles affectés ne nous ont offert aucune altération. Nous avons réussi plusieurs fois à voir très-nettement de petits nerfs musculaires, nous n'avons pas dans ce cas remarqué qu'ils continssent des fibres nerveuses dégénérées. Le tissu conjonctif interfibrillaire paraît plus abondant qu'à l'état normal, on y observe une proportion exagérée de noyaux arrondis ou fusiformes. En outre des altérations précédentes, la plupart des faisceaux musculaires présentaient un aspect fendillé très- remarquable, principalement aux extrêmités brisées des fibres ; cet aspect fendillé se retrouve d'ailleurs, dans des altérations du muscle, qui n'ont rien de commun avec l'atrophie progressive ; on les observe entre autres communément dans les muscles des membres inférieurs chez les individus immobilisés depuis longtemps.

En résumé, dans les muscles de la main, c'est-à-dire où les lésions étaient les plus accusées, nous avons observé ce qui suit : 1° une diminution de volume dans la masse musculaire ; 2° une coloration pâle des muscles ; 3° une consistance plus grande du muscle, rappelant celle du tissu conjonctif ; 4° une altération granulo-graisseuse, peu marquée pour certaines fibres, très-accentuée pour d'autres ; 5° la division en fragments de la substance musculaire ; 6° l'atrophie de certaines fibres musculaires, simple et indépendante de toute dégénérescence graisseuse ou cireuse ; 7° la prolifération du tissu conjonctif interfibrillaire.

Nous terminons ce résumé en faisant remarquer que sur une seule et même préparation, on pouvait rencontrer toutes ces altérations à la fois. A côté d'une fibre musculaire entièrement saine ou à peine granuleuse, on en observait quelqu'une dont la striation était presqu'entièrement masquée par des granulations graisseuses, à côté de celles-ci, d'autres avaient subi entièrement la dégénérescence vitreuse. D'autres présentaient enfin l'atrophie à tous ses degrés. Quelques-unes offraient la division en blocs de la substance musculaire. Dans l'intervalle de ces fibres, on apercevait une grande quantité de tissu conjonctif et de noyaux arrondis ou fusiformes.—Pour les muscles de la langue, nous pourrons nous borner à répéter la description qui précède, observons seulement que c'est surtout dans les muscles extrinsèques de l'organe que les lésions

étaient les plus accentuées. Les muscles de l'avant-bras ont à
peu près conservé leur coloration normale. On trouve toutefois
dans l'intervalle des fibres une augmentation notable de tissu conjonctif ; il y a aussi des fibres granulo-graisseuses, des fibres vi-
treuses, d'autres considérablement atrophiées, mais d'une manière générale ; toutes ces lésions sont beaucoup moins accusées
qu'à la main.

Au deltoïde nous retrouverons toutes les altérations les plus
avancées que nous ayons décrites. Les sterno-cléido-mastoïdiens
ont été l'objet d'un examen spécial. On se rappelle que dans
l'observation ils sont notés, surtout celui du côté gauche, comme
étant le siége de contractions fibrillaires remarquables par leur spon-
tanéité, leur fréquence et leur intensité. Les préparations faites de
la substance musculaire du sterno-cléido-mastoïdien gauche n'ont
à notre grand étonnement, absolument présenté aucune altération. Les fibres étaient remarquables par leur volume relativement considérable, la striation bien nette et l'absence de toute
dégénérescence. On ne remarquait pas dans ces muscles cet aspect fendillé qui était à peu près général dans les muscles des
membres supérieurs et inférieurs. Les pectoraux ne présentaient
non plus aucune altération. Les intercostaux ne nous ont montré qu'une dégénérescence granulo-graisseuse peu marquée et
l'aspect fendillé. Il en a été de même du diaphragme, nous
n'avons rencontré qu'un petit nombre de fibres où les granulations fussent assez abondantes pour masquer la striation transversale. Les éléments musculaires aux membres inférieurs ne
renferment pas ou à peine de granulations graisseuses. Elles
ne sont pas atrophiées d'une façon appréciable ; la striation est
nettement accusée et ils n'offrent pas d'autre altération que l'aspect
fendillé.

2° *Système nerveux. A. Racines spinales antérieures.*

Examen à l'état frais. Le nombre des tubes nerveux qui, dans
ces racines, ont conservé les caractères de l'état normal est plus
grand qu'on aurait pu le supposer, à en juger par la diminution de
volume et la teinte grisâtre qu'elles présentaient. Toutefois sur la
moitié des tubes au moins, on pouvait observer tous les degrés
de l'atrophie, depuis l'émaciation simple jusqu'à la complète disparition du cylindre de myéline ; nulle part on ne rencontrait
dans les tubes des trainées de granulations graisseuses.

Ce qui vient d'être dit est relatif surtout à la région cervicale de
la moelle ; à la région dorsale, les lésions atrophiques se mon-
traient moins prononcées, surtout dans les parties inférieures de
cette région, et au niveau du renflement lombaire, elles faisaient
complétement défaut.

B. Les *racines spinales postérieures* ont été examinées comparativement aux antérieures ; on n'y a rencontré aucune trace d'altération des tubes nerveux.

C. *Nerfs crâniens.*— Le facial et l'hypoglosse, examinés à l'état frais en divers points de leur trajet, ont présenté, le dernier surtout, des lésions comparables à celles qui ont été signalées à propos des racines spinales antérieures. Seulement le nombre des tubes nerveux restés sains y était relativement beaucoup plus grand. Le lingual et le pneumogastrique ont été l'objet d'un examen spécial ; ils n'ont paru offrir aucune altération.

D. *Nerfs rachidiens.* — Les deux nerfs phréniques, celui du côté droit principalement, nous ont paru renfermer un certain nombre de tubes nerveux atrophiés à divers degrés. Des altérations analogues ont été observées sur le médian et sur le cubital examinés à l'avant-bras ; sur ces derniers nerfs, quelques tubes nerveux atrophiés présentaient d'une manière évidente la dégénération granuleuse.

L'examen du grand sympathique au cou et des ganglions inférieur et supérieur n'a fourni aucun résultat décisif.

E. *Moelle épinière.* — Examen à l'état frais de la partie ramollie. On sait qu'immédiatement au-dessus du renflement lombaire, la moelle présentait, dans une certaine étendue, une diffluence remarquable ; des fragments de tissu nerveux provenant de ce point ramolli ont été placés sous le microscope immédiatement après l'autopsie ; les tubes nerveux offraient les caractères de l'état normal ; on ne rencontrait dans les intervalles qu'ils laissaient entre eux, ni corps granuleux, ni granulations graisseuses. Les gaines vasculaires ne renfermaient pas non plus d'éléments granuleux. Ce résultat négatif doit porter à penser ou bien que le ramollissement était de date récente, ou bien qu'il a été produit artificiellement.

Examen des préparations durcies par l'acide chromique et colorées par le carmin. Région cervicale. — L'examen des coupes transversales très-minces, pratiquées à diverses hauteurs, fait connaître des altérations qui portent, les unes sur les faisceaux antéro-latéraux de la moelle, les autres sur la substance grise, en particulier, sur les cornes antérieures, et qui se montrent à peu près les mêmes dans toute l'étendue de la région. Sur tous les points des cordons antéro-latéraux, les cloisons de tissu conjonctif ont pris une importance considérable ; elles se sont notablement épaissies, et il semble qu'elles se soient multipliées. Dans les espaces qu'elles circonscrivent en s'anastomosant et s'entre-croisant, on reconnaît aisément les surfaces de section des tubes nerveux, lesquels, au niveau des faisceaux antérieurs et sur la partie antérieure des faisceaux latéraux ont conservé, à peu de chose près, leur diamètre normal ; mais sur un point qui correspond à la partie la plus postérieure de ces derniers faisceaux et dans toute l'étendue d'une région qui, en dedans, con-

fine aux cornes postérieures, tandis qu'en dehors elle s'étend presque jusqu'à la couche corticale; la gangue conjonctive est devenue
tout-à-fait prédominante.

Les tubes nerveux ayant conservé leur diamètre normal sont là
devenus très-rares ; la plupart des tubes sont atrophiés à divers
degrés, et il en est un grand nombre qui ne sont plus représentés
que par le cylindre d'axe. Lorsque les coupes sont examinées à
un faible grossissement, les points où prédomine ainsi l'altération
scléreuse des cordons latéraux se montrent sous forme de petites
plaques rouges, transparentes, irrégulièrement arrondies, placées
symétriquement vers la partie la plus postérieure de ces cordons,
immédiatement en dehors des cornes grises postérieures. Les
faisceaux blancs postérieurs ne présentaient aucune altération.

Dans l'examen de la *substance grise*, le haut degré d'atrophie
qu'ont subi, dans les cornes antérieures, la plupart des cellules
nerveuses, frappe tout d'abord ; il est évident en outre qu'un
certain nombre de ces cellules ont disparu sans laisser de traces.
Ce sont surtout des cellules du groupe interne ou antérieur qui
ont subi les altérations les plus profondes ; là, toutes les cellules
qui ont persisté sont plus ou moins atrophiées, tandis que dans
le groupe externe on en rencontre, sur la plupart des préparations
1, 2, 3 et même parfois 4, qui ont conservé, à peu près, les dimensions et tous les caractères de l'état sain. Parmi les cellules
atrophiées, les unes bien que six ou sept fois plus petites que
dans l'état normal, ont cependant conservé leur forme étoilée,
leurs prolongements et possèdent encore un noyau et un nucléole
distincts. Les autres ne sont plus représentées que par de petites
masses irrégulièrement anguleuses, sans prolongements, jaunes,
brillantes, d'aspect vitreux ; et, en pareil cas, le noyau n'est en
général plus distinct ; toutes ces altérations peuvent être appré-
ciées d'une manière rigoureuse, lorsque les parties malades sont
comparées aux parties correspondantes sur des coupes de moelle
provenant de sujets sains. Nous avons pris pour terme de comparaison de très-belles préparations de moelle saine que nous de-
vons à l'obligeance de M. Lockhart-Clarke. La gangue conjonctive de cornes antérieures se présentait sous l'aspect d'une masse
finement grenue ; nous n'avons pas remarqué que les noyaux de la
névroglie y fussent plus abondants que dans l'état normal. Il n'en
était pas de même aux commissures antérieures et postérieures ;
là, les noyaux nous ont paru nombreux, surtout au voisinage du
canal central. Ce dernier était complétement oblitéré par un amas
de cellules épithéliales. Dans l'épaisseur de la commissure, comme
dans les cornes antérieures, les vaisseaux présentaient des parois manifestement épaissies, couvertes parfois de nombreux
noyaux. Les cornes postérieures de la substance grise nous ont
paru offrir toutes les conditions de l'état sain.

Région dorsale. — L'examen n'a pu porter que sur les $\frac{2}{3}$ supérieurs de cette région..La sclérose des faisceaux latéraux se montrait à toutes les hauteurs, au moins aussi prononcés qu'à la région cervicale; comme dans celle-ci, bien qu'à un degré moindre, les cellules des cornes antérieures étaient atrophiées, réduites à un petit nombre.

F. *Région lombaire.* — L'altération scléreuse symétrique des cordons latéraux est encore ici très-nettement accusée, mais moins étendue toutefois que dans les autres régions de la moelle; elle occupe d'ailleurs le même siége. Les cellules des cornes antérieures sont presque en nombre normal; elles offrent, pour la plupart, les dimensions de l'état sain. Quelques-unes seulement présentent des lésions atrophiques bien caractérisées.

Région du bulbe. — Coupe faite au-dessus du calamus. — A l'aide de coupes transversales faites à diverses hauteurs dans la région des olives et au-dessous, nous avons pu constater de la manière la plus nette que les cellules des noyaux d'origine de l'hypoglosse, dans toute l'étendue de ces noyaux, sont, pour la plupart, profondément altérées, atrophiées ou même complétement détruites. Cette altération rappelle exactement celle qui a été signalée à propos des cellules des cornes antérieures de la moelle, aux régions cervicale et dorsale. Nous avons pris pour point de comparaison, dans cette partie de notre étude, de très-belles coupes provenant de bulbes sains, préparées par M. L. Clarke ; nous avons utilisé aussi les planches encore inédites de l'iconographie photographique de M. Duchenne de Boulogne, relatives à la structure du bulbe. Or, sur des coupes de Clarke faites à $\frac{1}{2}$ centimètre au dessus du bec du calamus scriptorius et représentant l'état normal, on pouvait compter dans le noyau de l'hypoglosse qui, dans cette région, est volumineux et bien limité de toutes parts, de 40 à 50 grandes cellules tripolaires ou quadripolaires ; par contre, sur les coupes provenant de notre malade et montrant la même région, on ne pouvait rencontrer que trois ou quatre, au plus, de ces cellules qui fussent à peu près intactes ; les autres avaient complétement disparu pour la plupart. Quelques-unes considérablement atrophiées pouvaient se retrouver encore à l'aide de fort grossissements ; d'autres n'étaient plus représentées que par de petites masses irrégulières, d'un jaune ocreux, brillantes et dépourvues de prolongements. On pouvait remarquer encore que les tractus délicats (probablement de prolongements de cellules) qui, dans l'état normal, se croisent et s'entrecroisent en mille directions dans l'intervalle des cellules, s'étaient ici complétement effacées ; et l'on ne trouvait plus entre les cellules qu'une masse amorphe, finement grenue ; enfin le noyau de l'hypoglosse considéré dans son ensemble paraissait avoir perdu ses contours arrondis ; il présentait une forme ovalaire transversalement, et s'était amoindri dans tous les sens. Sur les mêmes coupes on pouvait reconnaître immédiatement, en dehors du noyau de l'hypoglosse,

le petit groupe de cellules que Clarke rattache aux origines inférieures du facial; toutes ces cellules étaient saines et nous ont
paru en nombre normal. Plus en dehors encore on rencontrait le
noyau d'origine du pneumogastrique. La plupart des cellules du
groupe étaient intactes ; un petit nombre seulement d'entre elles
présentaient la dégénération jaune à un degré très-prononcé, ou
bien elles avait subi une pigmentation noire très-remarquable.

Coupes pratiquées au niveau du bec du calamus. — En avant
et de chaque côté du canal central, on retrouve les noyaux de
l'hypoglosse.Là encore les cellules sont atrophiées ou dégénérées.
En arrière et de chaque côté du canal, on peut étudier les noyaux
du spinal; ils présentent tous les deux quelques cellules qui ont
subi la dégénération jaune ou la pigmentation noire,et qui sont en
même temps déformées. Les autres cellules de ces noyaux sont
normales.

Coupes faites au-dessus des olives. — Les noyaux d'origine du
facial, du moteur oculaire externe et de l'auditif nous ont paru
présenter tous les caractères de l'état normal.

OBSERVATION II.

*Atrophie musculaire aux membres supérieurs avec contracture
des quatre membres. —Paralysie labio-glosso-laryngée.—Début
par le membre supérieur gauche. — Durée seize mois environ.
— Sclérose symétrique des cordons latéraux. — Atrophie des
cellules des cornes antérieures et des noyaux de l'hypoglosse.*

La nommée Elisabeth P..., 58 ans, est entrée le 11 juillet
1871 à l'infirmerie de la Salpétrière, dans le service de M. Charcot. Les quelques renseignements qui suivent ont été fournis par
son fils. L'affection dont elle est atteinte ne paraît pas avoir débuté brusquement. Au mois de juin dernier, P... marchait encore
bien qu'avec une certaine difficulté. Déjà sa main gauche ne pouvait lui servir et était tenue rapprochée du corps. Elle se plaignait aussi de voir depuis quelque temps sa main droite s'affai-
blir, ce qui la gênait pour manger. Elle avait également un léger
embarras de la parole, mais la déglutition s'effectuait facilement.

Etat actuel le 29 septembre 1871. — La physionomie est hébé-
tée. La bouche, toujours grande ouverte, laisse constamment
écouler la salive. Il semble que tous les muscles de la face soient
dans un état de contracture permanente qui s'exagère encore
lorsque la malade vient à rire ou à pleurer ; l'espèce de grimace
qui se produit alors ne s'efface qu'avec une lenteur extrême. Les

mouvements de l'orbiculaire des lèvres sont notablement gênés. Celles-ci ne peuvent arriver au contact dans l'action de siffler ou de souffler. Elle souffle une bougie la bouche à demi ouverte ; elle réussit à l'étcindre même lorsqu'elle est placée à une certaine distance de sa bouche. Le mouvement de didùction des mâchoires paraît impossible. La contraction des muscles masticateurs est peu énergique, aussi ne parvient-elle à broyer que les aliments de consistance molle. L'articulation des mots est abolie, les efforts de la malade n'aboutissent qu'à la production d'une sorte de grognement tout-à-fait incompréhensible. L'intelligence est cependant conservée dans une certaine mesure et la malade semble comprendre toutes les questions qu'on lui adresse.

La langue est atteinte d'une impuissance motrice à peu près absolue, en même temps qu'elle présente les caractères d'une atrophie déjà très-prononcée. Petite, ratatinée, agitée de mouvements fibrillaires, creusée de sillons et recouverte habituellement d'un enduit noirâtre, elle demeure collée au plancher inférieur de la bouche, et c'est à peine si elle peut être portée en avant et dépasser les lèvres de quelques millimètres. Quant au mouvement d'élévation de la pointe vers la voute palatine, il est totalement aboli.

La gêne de la déglutition, bien qu'un peu moins complète, est cependant très-prononcée. C'est depuis quelques jours seulement qu'elle s'est brusquement accentuéc. Lorsqu'on introduit un liquide dans la bouche, la plus grande partie s'écoule entre les lèvres, puis il se produit une série de mouvements de déglutition, avec ascension considérable du larynx et bruit pharyngien très-sonore. Vient-on à porter, avec une cuiller, le liquide jusque dans l'arrière-bouche, la déglutition s'effectue d'une manière un peu plus complète, mais elle amène un état d'anxiété extrême. Quel que soit le mode d'introduction de la substance alimentaire, son entrée paraît se faire avec une grande lenteur, et quelques minutes après, on voit encore se produire de bruyants mouvements de pharynx provoqués par le liquide arrêté à son orifice supérieur. Jamais celui-ci ne reflue vers les fosses nasales, et du reste, l'examen direct du voile du palais permet de constater qu'il est symétrique et a conservé l'entière liberté de ses mouvements normaux. Jusque dans ces derniers jours, on pouvait encore lever la malade et elle passait des journées assise dans un fauteuil. Mais les symptômes s'étant aggravés subitement, elle est aujourd'hui absolument confinée au lit. L'impuissance motrice complète dans le membre supérieur gauche, est un peu moins prononcée dans celui du côté droit. Cette paralysie s'accompagne d'un certain degré de contracture ; les doigts sont fléchis dans la paume de la main, le poignet est dans la pronation, le coude demi-fléchi résiste quand on veut l'étendre. Les masses musculaires sont atrophiées et agitées de mouvements fibrillaires. L'atrophie plus prononcée à gauche qu'à droite, l'est peut-être aussi davantage à la racine du membre qu'à son extrémité. Tandis que les muscles de l'épaule, le deltoïde en particulier, ont à peu près disparu, laissant à nu les saillies osseuses ; les éminences thénar et hypothénar, bien qu'amincies, ont encore conservé une notable épaisseur.

Au thorax, les grands pectoraux sont pris au même degré que les deltoïdes, le moindre attouchement y ramène des contractions fibrillaires quand elles ne s'y montrent pas spontanément.

Les membres inférieurs atteints beaucoup moins profondément sont égaux en volume. Ils présentent un amaigrissement notable étendu à tout le membre ; aucun groupe de muscles ne paraît plus spécialement atteint que les autres. Ils peuvent encore exécuter quelques mouvements dans le plan du lit. Les masses musculaires, celles des mollets surtout sont le siége de contractions fibrillaires abondantes.

L'examen faradique des muscles permet de constater qu'ils se contractent sous l'influence de l'électricité; ceux des membres inférieurs avec une énergie plus grande que les supérieurs. L'orbiculaire des lèvres, en particulier, paraît très-sensible à l'excitation électrique. Mais la contraction musculaire ne se produit pas partout avec ses caractères normaux, et dans bien des muscles, elle revêt la forme de mouvements fibrillaires. Le pouls est à 104. Respiration régulière.

1er *octobre.* P. 100, commencement d'eschare.

2 — P. 108, r. 26.

6 — P. 100, r. 20.

7 — P. 120.

10 — P. 130, extrémités froides. Les urines sont troubles, ne contiennent ni sucre, ni albumine. Rétention d'urine.

13 *octobre.* P. 124.

14 — P. 120.

23 — L'affaiblissement fait des progrès considérables. La malade a à peine la force de pousser un cri. L'alimentation est devenue impossible. Extrémités froides, pouls insensible. L'eschare s'est étendue sur une grande largeur.

Mort le 25 octobre.

Nécropsie. — Etat des viscères. Le cœur est de petit volume, il n'existe pas de lésions valvulaires, les parois ont leur épaisseur et leur coloration normales.

Pas de lésions dans les poumons. Le foie, de volume normal, ne présente pas de cicatrices ; il en est de même pour la rate et les reins. La muqueuse vésicale est rouge, recouverte de saillies mamelonnées, tapissée d'exsudats purulents.

Etat des muscles. — Les muscles de la face sont très-grêles, mais leur coloration se rapproche sensiblement de l'état normal.

Le masseter, rouge à sa surface, est jaunâtre dans ses parties profondes. Les sterno-mastoïdiens, les scalènes, les trapèzes sont bien nourris et offrent une belle coloration rouge. Les pectoraux et les muscles du membre supérieur gauche sont jaunes, décolorés, amincis et leur aspect contraste d'une manière frappante avec celui des muscles du cou : le deltoïde, surtout, est très-altéré. A la main, les muscles des éminences thénar et hypothénar sont décolorés. Le grand dentelé est comme le grand pectoral, pâle et atrophié. Il en est de même, mais à un moindre degré pour les muscles de l'abdomen. Aux membres inférieurs, les muscles, bien que grêles, sont à peine décolorés, un certain nombre d'entre eux ont été examinés ; le couturier, le droit antérieur pour la cuisse ; à la jambe, les jumeaux, le jambier antérieur, l'extenseur commun des orteils, aucun d'eux ne présentait même cette couleur feuille morte que donne si souvent aux muscles le séjour au lit longtemps prolongé. Le diaphragme a conservé sa coloration, sa consistance et son épaisseur normales.

Etat des centres nerveux. — Le cerveau, le cervelet et l'isthme de l'encéphale ne présentent aucune altération appréciable, les artères de la base sont saines. Le bulbe rachidien offre tous les caractères de l'état normal. Le tissu de la moelle est partout d'une consistance ferme ; il n'y a pas d'atrophie évidente portant sur les divers cordons blancs de l'organe.

Les filets d'origine des nerfs bulbaires situés au-dessous du facial, c'est-à-dire l'hypoglosse, le glosso-pharyngien, le pneumogastrique et le spinal, contrastent par leur finesse et leur coloration avec les racines des nerfs situés au-dessus ; le facial en particulier est exempt de toute altération. Cette extrême ténuité cette teinte grise se retrouvent sur un certain nombre de racines antérieures de la moelle.

Etude histologique. — *Muscles.* — L'examen des muscles de la langue, pratiqué à plusieurs reprises, a constamment donné un résultat presque négatif ; du moins jamais n'a-t-on trouvé cet état granuleux de la fibre musculaire, ou cette prolifération nucléaire abondante qui caractérise la dégénération atrophique des muscles arrivée à un degré avancé de son évolution. Dans les muscles de la face, au contraire, de nombreuses fibres avaient perdu leur striation transversale et présentaient un état granuleux très-prononcé du contenu de la gaîne. Dans les muscles des membres supérieurs qui, à l'œil nu, avaient une coloration jaunâtre et une diminution de volume très-accentuée, l'examen microscopique révélait la présence d'un grand nombre de faisceaux primitifs dégénérés. Dans les éminences thénar et hypothénar, en particulier, les fibres avaient subi une atrophie simple très-marquée ; sur d'autres points, elles avaient en grande partie perdu leur striation transversale et les noyaux du tissu conjonctif interstitiel s'étaient extrêmement multipliés. Sur certaines préparations examinées dans la glycérine après addition d'acide acétique, on pouvait voir le contenu des gaînes fragmenté, formant des îlots rangés en séries parallèles, séparés les uns des autres et masqués en partie par des amas de noyaux. Les muscles du tronc et des membres inférieurs ont présenté la même altération ; ces derniers surtout, à un degré beaucoup moins avancé.

Nerfs. — Les filets d'origine de la plupart des nerfs bulbaires ont été examinés et tous présentaient des caractères histologiques bien voisins de l'état normal. C'est à peine si on pouvait y distinguer quelques fibres à contenu granuleux, tandis que quelques autres, dépourvues de leur cylindre de myéline, étaient réduites à leur gaîne et recouvertes de noyaux plus nombreux que d'habitude. Pas plus que les racines, le tronc de ces nerfs n'étaient, dans leur trajet ultérieur, notablement altéré. On a noté en particulier l'intégrité des fibres de l'hypoglosse parvenu à la base de la langue ; il en était de même pour le spinal, le pneumogastrique, le nerf facial. Les racines antérieures des nerfs rachidiens examinées au niveau du renflement cervical ont présenté au milieu d'un grand nombre de fibres restées saines quelques-unes dégénérées. Le nerf médian du côté gauche, examiné après durcissement sur des coupes transversales, a été trouvé sain.

Centres nerveux. — Préparations faites après durcissement dans l'acide chromique et colorées par le carmin.

Bulbe rachidien. — L'examen de coupes transversales pratiquées à différentes hauteurs de l'organe permet de constater des lésions de la substance blanche et de la substance grise. 1° *Substance grise.* — Les noyaux d'origine des nerfs bulbaires sont ici le siège de l'altération. Celle-ci, essentiellement caractérisée par la dégénération pigmentaire et l'atrophie consécutive des cellules nerveuses qui entrent dans la composition de ces noyaux est surtout très-prononcée dans celui du nerf hypoglosse ; à côté de quelques cellules demeurées saines, on peut observer dans les autres les caractères de la lésion à toutes les périodes de son développement. La plupart, envahies déjà par les granulations jaunes, réfractaires à l'action du carmin, et notablement diminuées de volume, ont pris une forme globuleuse. Elles donnent naissance à de rares prolongements pâles et amincis, qu'il est impossible de suivre comme à l'état normal, à une certaine distance de leur lieu d'origine. La névroglie ne paraît prendre aucune part au processus morbide ; elle a conservé sa transparence normale, et il est impossible de découvrir une augmentation évidente dans le nombre de ses noyaux. Les groupes cellulaires appartenant aux différents nerfs de la région sont moins profondément atteints, les cellules y sont en nombre considérable, et si quelques-unes semblent avoir subi une diminution de volume, on n'y retrouve que de bien rares exemples de cet envahissement pigmentaire, si net dans le noyau de l'hypoglosse. Les olives se montrent normales sur toutes les coupes.

Substance blanche. — La lésion de la substance blanche occupe ici toute l'étendue des pyramides antérieures qui sont le siége d'une sclérose très-manifeste et se colorent vivement par le carmin. On peut la suivre dans ces faisceaux, depuis le point où ils émergent de la protubérance jusqu'au niveau de leur entrecroisement. Il est facile sur les mêmes coupes de constater la parfaite intégrité des racines nerveuses dans leur trajet intra-bulbaire. Elle est surtout très-évidente pour celles de l'hypoglosse, et contraste d'une manière frappante avec l'atrophie très-prononcée de leur noyau d'origine. La région de l'entrecroisement offre un intérêt particulier; tandis qu'à la partie antérieure, ce qui reste de la pyramide se détache sous la forme d'une bande rouge transversale ; on voit la sclérose s'avancer en figurant un coin à base postérieure dans la région de l'entrecroisement et aller envahir, en passant du côté opposé, la formation réticulée et la partie supérieure des cordons latéraux. Les cornes antérieures qui, à ce niveau sont représentées par deux îlots de substance grise complétement isolés de la substance centrale contiennent une notable proportion de cellules dégénérées.

Moelle. — La moelle est le siége d'altérations fort étendues qui portent à la fois sur les cornes antérieures de la substance grise et sur les cordons antéro-latéraux. Il est de plus à remarquer que, du moins à la région cervicale, les lésions paraissent être arrivées à une période plus avancée de leur évolution, dans le côté gauche que dans le côté droit, qui est par suite devenu asymétrique.

Cordons antéro-latéraux. — Ils présentent, sur des coupes transversales de la moelle, tous les caractères de la sclérose des faisceaux blancs. Les grands tractus conjonctifs qui, de la périphérie de l'organe, vont gagner la substance grise, sont épaissis. Les mailles du réticulum, considérablement élargies, contiennent de nombreux noyaux. Elles limitent des espaces très-inégaux dans lesquels se voit la coupe des cylindres d'axe. Ceux-ci sont pour la plupart plus minces qu'à l'état normal ; dans quelques endroits, au contraire, ils sont comme hypertrophiés. Les régions altérées se colorent vivement par le carmin. Si on étudie la disposition de cette sclérose, on voit qu'elle occupe sur toute la hauteur de la moelle des points symétriques dans chacune des moitiés de cet organe. Elle rappelle de plus par son mode de distribution, les dégénérations descendantes consécutives à certaines lésions en foyer de l'encéphale, bien qu'elle en diffère par certaines particularités que nous ferons ressortir. Dans toute la région cervicale elle occupe à la partie la plus interne des cordons antérieurs une sorte de triangle dont la base s'appuie à la commissure blanche ; un des côtés du triangle longe le sillon antérieur, tandis que le sommet vient se terminer, en s'effilant, vers la partie moyenne de ce sillon. Ce triangle, plus large à droite qu'à gauche, cesse d'exister vers la partie inférieure de la région.

Dans les cordons latéraux commençant en avant, au niveau de l'angle externe de la corne antérieure, elle suit en dedans et en arrière le contour de la substance grise sans pénétrer dans son intérieur, tandis qu'en dehors elle est séparée de la périphérie par une bande étroite de tissu resté sain. La partie supérieure de la région, celle qui est située immédiatement au-dessous du collet du bulbe, s'éloigne un peu de la description. Ici, en effet, la corne antérieure est entourée de tous côtés par une sorte de couronne de tissu sclérosé. Si, des parties supérieures, on descend vers les régions dorsale et lombaire, on voit la sclérose abandonner le cordon antérieur et diminuer progressivement d'étendue dans le cordon latéral. Dans la région dorsale le cercle de tissu sain périphérique s'élargit notablement, tandis que la sclérose abandonne le contour de la corne antérieure. A la région lombaire, elle s'est éloignée de la corne postérieure et forme une sorte d'îlot située dans la partie postérieure du cordon et entouré de toutes parts par le tissu normal, excepté en arrière, où il envoie un prolongement vers la périphérie et le point d'entrée des racines postérieures. Tout le reste de la substance blanche, en particulier les cordons postérieurs, est exempt d'altérations. Il en est de même pour les racines antérieures dans leur trajet intraspinal.

Substance grise. — Nous retrouvons ici, exactement limitée à l'aire des cornes antérieures de la substance grise et symétriquement disposée dans les deux moitiés de la moelle, la lésion cellulaire qui a été décrite à propos du noyau de l'hypoglosse. Frappant indistinctement, comme au hasard les éléments des différents groupes de ces cornes, elle diminue graduellement d'étendue, à mesure qu'elle gagne les régions inférieures de la moelle.

Tandis qu'au niveau du renflement cervical, c'est à peine si on peut évaluer à un cinquième du nombre total celui des cellules épargnées ; à la région lombaire, plus de la moitié a conservé les caractères de l'état normal. La colonne vésiculaire de Clarke n'a pas été épargnée, la dégénération a respecté, au contraire, tous les éléments des cornes postérieures. La névroglie n'a pas, ici plus que dans le bulbe, pris une part active au travail morbide, et l'on peut voir sur toutes les coupes, des cellules réduites à quelques granulations pigmentaires, au sein d'un tissu parfaitement normal. Toutefois la substance grise a, sur certains points, été désorganisée dans son ensemble, et l'on peut constater dans les régions supérieures de la moelle la présence de véritables foyers. Allongés dans le sens vertical, ils occupent symétriquement les deux cornes antérieures, dont ils ne dépassent pas les limites. Les coupes qui passent par leur partie moyenne, ne

montrent qu'une masse épaisse d'un tissu, se colorant fortement
par le carmin, faisant saillie au-dessus de la surface de section,
et dans lequel il est difficile de distinguer aucun élément. Mais
ces foyers, renflés à leur partie moyenne, vont en s'effilant à
leurs deux extrémités, et c'est dans ces points qu'il convient de
les examiner. On voit alors qu'ils débutent par un certain nombre
de petits îlots arrondis, au niveau desquels le tissu est manifestement épaissi et rendu moins transparent, sans qu'on y remarque une multiplication évidente des noyaux de la névroglie.

OBSERVATION III.

*Atrophie musculaire aux membres supérieurs. — Parésie avec
contracture des quatre membres. — Douleurs spontanées géné-
ralisées.—Paralysie labio-glosso-laryngée.—Début par la main
droite. — Durée de vingt mois environ.*
*Sclérose symétrique des cordons latéraux.—Atrophie des cellules
nerveuses de la moelle et du noyau de l'hypoglosse.*

*Observation communiquée par M. Charcot, recueillie dans son
service à la Salpétrière par M. Debove, interne du service.*

T., Marie, 45 ans, couturière, entrée à l'infirmerie le 18 novembre 1872, morte le 26 juin 1876.

Note prise le 8 janvier 1876. La maladie a commencé dans les
derniers jours de l'année 1871. La main droite à cette époque est
devenue douloureuse, et la malade ne pouvait plus la mouvoir
que difficilement. L'avant-bras, le bras et l'épaule du même côté
(droit), ont été pris au bout d'un mois. Ensuite est survenue de
la gêne de la respiration, puis le membre supérieur gauche a présenté les mêmes troubles que le droit. Du côté de la face et de
la langue, les accidents ne se sont produits que plus tard. Il y a
environ trois mois que la marche est devenue complétement impossible, mais depuis quelque temps déjà, la malade marchait
très-difficilement.

État actuel. Membres supérieurs.— Les phalanges sont fléchies
dans leur seconde articulation ; lorsqu'on fait effort pour les
étendre, la malade pousse des cris. On constate aux deux mains
la diminution de volume des éminences thénar et hypothénar,
ainsi que des interosseux. Les coudes sont demi fléchis, les poignets
dans la pronation, les efforts pour leur imprimer des mouvements,
provoquent de la douleur. L'avant-bras et le bras présentent des
deux côtés une réduction de volume considérable. Tout le membre
supérieur est le siége de douleurs qui sont continues, mais ont
des exacerbations. La poitrine ne présente rien d'anormal dans
son aspect ; les muscles du cou ne paraissent pas atrophiés.

Membres inférieurs.—La malade se plaint de douleurs très-vives dans les talons, les membres inférieurs sont très-amaigris, mais non atrophiés. La marche est complétement impossible.

La sensibilité à la douleur est intacte sur toute la surface du corps.

La bouche est habituellement entr'ouverte, un peu déviée à gauche. Elle laisse habituellement écouler la salive. L'affrontement des lèvres est incomplet, la malade ne peut siffler. La mastication est difficile. La pointe de la langue peut être amenée entre les arcades dentaires, mais elle ne peut être poussée plus loin ; elle est atrophiée, agitée de mouvements fibrillaires. La déglutition est difficile et provoque quelquefois des accès de toux très-violents ; jamais les boissons ni les aliments ne reviennent par le nez. La malade éprouve une dyspnée habituelle, bien qu'il n'y ait pas de bruits anormaux dans la poitrine. Les battements du cœur sont réguliers, mais très-accélérés. Du 16 avril au 3 mai, la température rectale prise matin et soir a toujours été normale; elle oscille entre 37.2 et 38.2. Cependant, le pouls va de 88 à 128, le plus habituellement au-dessus de 100.

La malade meurt le 26 juin 1873 avec une énorme eschare au sacrum, des phénomènes broncho-pulmonaires, accumulation de mucosités dans les bronches, et conservant une grande accélération du pouls.

Autopsie.— Cerveau sain. Les racines de l'hypoglosse du spinal et du pneumogastrique sont grisâtres et atrophiées. Sur les coupes transversales de la moelle épinière, on remarque, en dehors et en avant des racines postérieures, une zone légèrement grisâtre. Les racines antérieures sont grises, injectées, légèrement diminuées de volume. Ces caractères sont surtout prononcés dans les régions cervicale et dorsale. Les muscles de la main sont très-atrophiés, ceux des éminences thénar et hypothénar ont une teinte café au lait très-léger et une consistance gélatineuse. A l'avant-bras, les muscles sont atrophiés et présentent une teinte jaunâtre, mais cette altération est beaucoup moins prononcée qu'à la main. L'altération est encore moins accentuée dans les muscles du bras. Les pectoraux, très-amincis, sont jaunâtres.

Aux membres inférieurs, les muscles ont diminué de volume, mais l'altération est beaucoup moins prononcée qu'aux membres supérieurs. La langue est très-petite, très-plate, et son tissu paraît jaune, surtout à la partie inféro-externe. Poumon emphysémateux, légère injection des bronches. De la coupe du poumon s'écoule en abondance un liquide spumeux ; pas de tubercules. Tous les autres organes sont sains.

Les examens microscopiques ont été pratiqués par M. Debove.

Les racines antérieures ont été trouvées normales.

Dans la moelle, sclérose symétrique des cordons latéraux trèsaccentués, se prolongeant dans les pyramides. Elle a été suivie sur les coupes jusqu'au bord inférieur de la protubérance. Dans les cornes antérieures, disparition d'un très-grand nombre des cellules multipolaires. La lésion est plus prononcée à la région cervicale qu'au renflement lombaire.

Des coupes pratiquées sur un des muscles du pouce, ont montré comme phénomène prédominant une véritable cirrhose du muscle avec réduction de volume considérable de la plupart des fibres musculaires. Sur les coupes pratiquées au voisinage du tendon d'insertion, on rencontre d'abondants leucocytes infiltrés ou réunis en petits amas. Un certain nombre de vaisseaux ont à ce niveau des parois embryonnaires.

Les coupes pratiquées sur la langue montrent les fibres musculaires · très-réduites de volume, formant par conséquent de minces faisceaux séparés les uns des autres par des îlots de tissu conjonctif, deux à trois fois plus larges qu'à l'état normal, comme on a pu s'en assurer par la comparaison avec une langue saine.

OBSERVATION IV.

Recueillie dans le service de M. le docteur Woillez, à la Charité (salle Saint-Félix, n° 12). — Autopsie pratiquée par M. Voisin, interne du service.

Atrophie musculaire surtout marquée aux membres supérieurs. — Paralysie avec contracture des quatre membres. — Raideur du tronc et de la nuque. — Paralysie labio-glosso-laryngée. — Début par les membres inférieurs. — Envahissement rapide des membres supérieurs. — Durée, un an environ. — Sclérose symétrique des cordons latéraux. — Atrophie des cellules nerveuses des cornes antérieures.

Dur... Edmond, 44 ans, maçon, entré le 13 août 1873, mort en juin 1874.

1874. 17 *mars*. Marié, a eu 7 enfants. Trois seulement sont vivants. Des quatre autres deux sont morts en bas âge, puis une fille à 19 ans, une autre à 3 ans 1/2. Il ignore de quelles maladies. Pas d'affections semblables à la sienne dans sa famille. N'a jamais fait d'excès de boissons. N'a pas eu de maladies vénériennes. Il a toujours été d'une bonne santé jusqu'au moment où il a été pris de l'affection qu'il présente aujourd'hui.

En 1854, chute d'une hauteur de 32 pieds, au collège Sainte-Barbe; pas de suites. Le 26 mars 1873, il tombe à la renverse du haut d'une voiture et se fait une fracture de la clavicule gauche. Il était à ce moment en pleine santé.) Il reste 10 jours au lit à la suite de cet accident, puis il peut se lever en portant son bras en écharpe. Il n'accuse à ce moment aucun affaiblissement dans les membres inférieurs. C'est le 25 juin que pour la première fois, il s'aperçoit que ses membres inférieurs sont affaiblis. Cependant il reprend du travail pendant le mois de juillet ; c'est à la fin de ce mois que l'affaiblissement ayant fait des progrès dans les membres inférieurs et ayant envahi les supérieurs, il est de nouveau obligé de l'interrompre. Le 13 août, il entre à l'hôpital. La parole et la déglutition sont encore complétement libres. Il n'a jamais remarqué qu'il eût de la maladresse dans les membres supérieurs avant l'affaiblissement des membres inférieurs. Vers le mois de novembre l'embarras de la parole a débuté. Depuis le mois de janvier 1874, il est absolument confiné au lit ; mais longtemps avant cette époque, il éprouvait de la raideur dans les lombes et à la nuque.

Etat actuel. (17 mars). Pas de trouble intellectuel bien prononcé. La mémoire est assez bien conservée. — Peu de tendance à pleurer. Rien du côté de l'appareil de la vision. Le sillon bucco-labial est très-accusé. Les commissures labiales assez fortement tirées en dehors; les traits de la partie inférieure de la face sont très-peu mobiles. L'affrontement complet des lèvres est impossible, le malade ne peut plus siffler, il souffle, la bouche entr'ouverte. Du reste il peut encore éteindre une lumière situé à une certaine distance (dix centimètres environ) ; l'écartement des mâchoires est assez limité. La langue peut être tirée hors de la bouche, mais dans des limites assez restreintes. La pointe ne dépasse guère les arcades dentaires de plus de deux centimètres. Elle peut encore être portée jusqu'à la voute palatine. L'organe n'est pas manifestement atrophié, mais il est petit et on voit se dessiner sur sa face supérieure quelques circonvolutions. En même temps, elle est agitée de mouvements vermiculaires incessants. La salive s'écoule involontairement hors de la bouche. Cet écoulement n'est pas constant, mais parfois il est très-abondant. La parole est empâtée, peu distincte. La voix n'est pas nasonnée. La déglutition s'effectue encore assez bien; cependant parfois l'ingestion des liquides amène de la toux. Lorsque le malade boit, il est fréquemment obligé de s'interrompre pour respirer profondément. Lorsqu'il a bu, il est tout essoufflé, comme s'il venait de faire une course. Parfois enfin, en buvant ou en mangeant, il manque d'étouffer et devient tout rouge. Les digestions se font bien. Il mange avec appétit, va régulièrement à la selle et volontairement. La miction est normale. Parfois cependant il est pris d'envies très-fréquentes d'uriner ; dans ces moments, la quantité d'urine rendue est, paraît-il, considérable. La respiration est calme; jamais d'accès d'étouffement. Rien du côté du cœur ; le pouls est plein, fort ; il paraît un peu accéléré. Raideur de la nuque très-considérable dans l'extension moyenne, les mouvements de rotation et de flexion sont presque impossibles. Les tentatives pour faire exécuter ces mouvements provoquent de la douleur. Raideur dans la région lombaire. On enlève le malade tout d'une pièce ; il lui est impossible de s'asseoir. Les masses musculaires du thorax, de l'abdomen, des lombes, paraissent assez bien conservées.

Membres supérieurs. Ils sont à peu près complétement paralysés ; c'est à peine si le malade parvient à exécuter quelques légers mouvements des doigts. Le malade s'est aperçu de la faiblesse avant d'avoir remarqué la diminution de volume. C'est le membre supérieur gauche qui a été pris le premier. Les masses musculaires sont très-atrophiées des deux côtés ; d'une façon générale, l'atrophie est plus prononcée dans les segments inférieurs. Les deltoïdes sont relativement moins malades. La main présente la griffe ordinaire, extension des premières phalanges, flexion des deux dernières. Effacement de l'éminence thénar et du premier espace interosseux. Les doigts sont fixes dans cette position. Lorsqu'on veut les redresser, on éprouve beaucoup de résistance et on provoque de la douleur. Du reste, les articulations phalangiennes paraissent tuméfiées et la main toute entière est le siége d'un léger gonflement œdémateux. Le coude est dans la demi-flexion et lorsqu'on veut l'étendre, on éprouve également de la résistance ; ici, l'articulation n'est nullement déformée. Depuis quelque temps, le malade éprouve au niveau du coude et de l'épaule, des douleurs spontanées qui s'exagèrent lorsqu'on imprime des mouvements à ces articulations. La sensibilité cutanée paraît intacte. Aux membres supérieurs, ce qui reste de masses musculaires ne paraît pas douloureux à la pression.

Membres inférieurs.—Dès qu'on les découvre, on les voit agités de contractions fibrillaires et de mouvements ondulatoires incessants. De plus, ils sont pris par moments de contractures transitoires non douloureuses qui déterminent soit la flexion, soit l'extension forcée des différents segments du membre. Les membres inférieurs sont très-peu atrophiés et leur volume contraste d'une façon remarquable avec l'amaigrissement des membres supérieurs. Cependant on sent, lorsqu'on pince la peau sur une grande surface, qu'elle est trop large pour les muscles qu'elle enveloppe. Ceux-ci offrent en même temps à la main une consistance un peu différente de l'état normal. Ces membres sont loin d'être complétement paralysés. Le malade peut leur faire exécuter des mouvements variés, lever les jambes, les plier, les étendre avec une certaine énergie. Les masses musculaires de la cuisse et du mollet sont assez douloureuses à la pression.

Mort d'accidents bulbaires au commencement du mois de juin 1874.

L'AUTOPSIE a été pratiquée par M. Voisin, interne du service, qui a bien voulu me confier la moelle, le bulbe et quelques muscles.

Les racines antérieures sont très-atrophiées jusque vers la partie moyenne du renflement cervical. Au-dessous de ce point elles ont paru normales. Le volume de la moelle ne paraît pas diminué.

L'examen microscopique par dissociation fait voir une très-grande quantité de corps granuleux dans les cordons latéraux ainsi que quelques corpuscules amyloïdes, tandis que la substance des cordons postérieurs en est absolument privée. On ne rencontre pas de noyaux en plus grande abondance que d'habitude dans celle des cordons latéraux. Dans la substance grise antérieure à la région cervicale on rencontre en même temps que quelques cellules nerveuses normales un certain nombre d'autres qui sont altérées. D'une façon générale, les corpuscules nerveux paraissent peu abondants. La lésion la plus commune est la dégénération pigmentaire. Dans un grand nombre de cellules devenues globuleuses sans prolongements et remplies absolument de pigment jaune on trouve le noyau atrophié et appliqué tout près de la surface de la cellule. Le nombre des noyaux du tissu interstitiel paraît augmenté, on les rencontre par larges plaques et serrés les uns contre les autres. Les vaisseaux ne présentent d'autres lésions que des corps granuleux dans leurs gaînes. A la région lombaire on trouve encore beaucoup de cellules malades. Après durcissement dans l'acide chromique, la sclérose latérale symétrique est des plus manifestes. Elle présente la disposition accoutumée et occupe aussi les pyramides antérieures dans leur entier.

Substance grise. — A la région cervicale le développement du réseau capillaire sanguin est énorme et c'est ce qui frappe le plus au premier abord. Les troncs de moyen calibre sont très-dilatés. C'est à la région cervicale et au niveau de la quatrième paire que les lésions sont le plus accentuées. A ce niveau les cellules conservées sont peu nombreuses, la plupart ont disparu. La langue présente une sclérose manifeste, une diminution du volume des faisceaux musculaires qui sont couverts dans certains points de noyaux plus abondants que d'habitude.

OBSERVATION V.

Tirée du mémoire de M. Dumenil (Gazette hebdomadaire 1867. Obs. II. p. 426.)
Pas d'atrophie musculaire manifeste (hormis les lésions microscopiques). Paralysie avec résolution des quatre membres. Troubles légers de la parole et de la déglutition. Début par le membre supérieur gauche.
Sclérose des cordons latéraux. Légère atrophie des cellules des cornes antérieures.

La nommée Roussel, âgée de 65 ans, demeurant rue Saint-

Hilaire, entre à l'hospice général de Rouen (service de M. Gressent), le 9 février 1865, pour un état de faiblesse générale qui la prive de l'usage de ses membres. Elle avait toujours été d'une bonne santé ; elle se rappelait seulement avoir éprouvé quinze ans auparavant une douleur dans le bras gauche, mais cette douleur n'avait laissé aucune trace. La maladie actuelle a débuté par le membre supérieur gauche; il est difficile d'en préciser le commencement, mais il y a un an; cette partie était déjà très-faible, la malade ne pouvait tenir des cartes. La faiblesse se généralisa très-rapidement; dans les huit ou neuf derniers mois cette femme ne pouvait se tenir debout, on était obligé de la porter. Jusqu'au moment de son entrée à l'hospice général, elle parlait assez distinctement, et la déglutition s'opérait normalement. Elle est d'une constitution en apparence robuste et présente un certain degré d'embonpoint général. Son intelligence est très-nette ; elle n'accuse de douleurs nulle part. La bouche est légèrement déviée à droite ; la déglutition se fait avec un peu de difficulté.

Les quatre membres sont dans un état de résolution presque complète ; leur volume n'a pas notablement diminué, mais les chairs sont molles, comme s'il n'y avait que de la graisse ; on ne trouve nulle part de relief musculaire. A droite, les doigts sont fléchis sur la paume de la main et ne peuvent être étendus d'une manière passive que difficilement. Le membre supérieur gauche est plus mou, un peu moins volumineux que le droit, et il est frappé d'une immobilité presqu'absolue ; la malade exécute encore quelques légers mouvements avec le membre supérieur droit, mais ils sont très-limités ; l'avant-bras ne peut être détaché du lit, les doigts ne peuvent rien saisir. La motilité des membres inférieurs est aussi presque nulle, il n'existe que de légers mouvements de flexion et d'extension des pieds. Les jambes ne peuvent se détacher du plan du lit. La sensibilité paraît intacte partout. Il n'y a pas de contraction fibrillaires. L'exploration des muscles au moyen de l'électricité nous donna les résultats suivants : Au membre supérieur droit, la contractilité est nulle dans tous les muscles de la main, le grand pronateur, le grand palmaire, le cubital antérieur, le long supinateur, le deltoïde, le biceps et le grand pectoral ; elle est très-affaiblie dans les fléchisseurs et les extenseurs des doigts, le cubital postérieur et les radiaux. La contractilité est assez développée dans la partie supérieure du trapèze droit ; le reste de ce muscle n'est pas examiné. Au membre inférieur droit il y a quelques contractions dans les muscles de la région jambière antérieure ainsi que dans le long péronier latéral; le court péronier se contracte moins. Le jumeau externe ne se contracte pas, le jumeau interne se contracte légèrement. Quelques contractions dans les faisceaux du pédieux correspondant aux troisième et quatrième orteils; contractions nulles dans les muscles plantaires, nulles également dans le triceps crural.

Au membre supérieur gauche, contraction nulle dans les muscles de la main, le rond pronateur, le cubital antérieur, le cubital postérieur, le long adducteur du pouce; très-faibles dans les fléchissures des doigts, les extenseurs et les radiaux.

Au membre inférieur gauche, contractions sensibles dans les muscles de la région antéro-externe de la jambe, nulles aux jumeaux, aux pédieux et aux muscles plantaires; contraction légère dans la partie inférieure au vaste interne, nulle dans le vaste externe. L'affaiblissement augmente rapidement, la déglutition devient très-difficile et la malade succomba le 24 mars à une heure du matin. A neuf heures du matin, il y avait une rigidité cadavérique très-marquée aux membres inférieurs et au membre supérieur droit; elle était nulle au membre supérieur gauche.

A l'autopsie, pratiquée le 25 mars à neuf heures du matin, nous constatons un engouement pulmonaire étendu à la totalité des deux poumons et un état d'altération très-prononcé dans tous les muscles, mais à des degrés très-variables, non-seulement pour des muscles différents, mais même pour les faisceaux d'un même muscle qui, à côté de parties où l'on ne reconnaît plus la structure musculaire, en présente d'autres où la coloration rouge est encore assez prononcée. Les fibres musculaires de la langue, du larynx et du pharynx n'offrent aucune modification de volume, de couleur et de consistance. Les rameaux et les troncs nerveux périphériques ne présentent rien de particulier à l'œil ; les racines des nerfs rachidiens paraissent sensiblement plus petites qu'à l'état normal, même les racines postérieures. Les racines des hypoglosses et des spinaux sont notablement plus petites qu'à l'état sain; quelques-unes même sont affaissées et comme demi-transparentes. La moelle épinière n'a pas été examinée à l'état frais.

Examen microscopique des muscles et du système nerveux. — Un certain nombre de muscles sont examinés dans chaque région et tous nous présentent les mêmes altérations à différents degrés.

. La striation transversale est complétement effacée sur un grand nombre de points, confuse sur d'autres. La striation longitudinale bien marquée sur des faisceaux qui ne présentent plus de stries transversales, disparaît elle-même en beaucoup d'endroits, pour ne plus laisser voir que le myolemme rempli de granulations ou avec les apparences du tissu conjonctif. Un certain nombre de faisceaux qui ont conservé la striation transversale sont notablement plus petits qu'à l'état normal. Tous les degrés se rencontrent fréquemment dans le même muscle. On rencontre aussi, dans quelques-uns des muscles les plus altérés, une certaine quantité de graisse interstitielle. Les muscles dont la structure est le plus profondément atteinte sont: les intercostaux, les interosseux, le grand

5

dentelé, les muscles de la région antérieure de l'avant-bras gauche, les jumeaux et le transversaire épineux. Dans le deltoïde droit, la graisse interstitielle existe en très-grande quantité, la striation transversale est très-rare et très-mal accentuée dans les points où elle existe encore. On observe à l'intérieur du myolemme un grand nombre de gouttelettes graisseuses disposées en chapelet. Les fibres des muscles antérieurs de l'avant-bras gauche sont plus altérées que celles de droite, plus pâles, d'un jaune de graisse par places; on ne voit dans le myolemme que des granulations graisseuses brillantes. Le transversaire épineux présente encore quelques fibres striées, mais le plus grand nombre sont complétement graisseuses ou transformées en tissu conjonctif. Parmi les muscles où les altérations sont le moins avancées, nous avons remarqué surtout le cubital droit et le vaste interne du triceps fémoral gauche. Dans le cubital, la striation transversale est généralement bien accentuée: les faisceaux se dissocient avec une très-grande facilité; sur quelques préparations même, on ne trouve plus de faisceaux, mais seulement des fibres primitives. Dans le vaste interne, quelques fibres présentent encore des stries transversales bien caractérisées; le plus grand nombre sont altérées, mais au premier degré. Les faisceaux des muscles intrinsèques et la langue ont partout des stries transversales parfaitement nettes, et leur volume est normal. Parmi les muscles du larynx et du pharynx, l'aryténoïdien, le crico-aryténoïdien postérieur et le constricteur inférieur offrent une striation transversale moins franche qu'à la langue, il semble y avoir, sur un grand nombre de points, un commencement de transformation granuleuse. Plusieurs rameaux nerveux des avant-bras, examinés avec soin dans toutes leurs parties, sont parfaitement intacts, les tubes nerveux sont bien développés, réguliers, partout continus. Plusieurs rameaux terminaux de l'hypoglosse, le laryngé inférieur, ne présentent également que des tubes nerveux sans altération. Les racines des hypoglosses sont sensiblement plus petites qu'à l'état sain. Les tubes nerveux y présentent le premier degré de l'atrophie; vus en masse, ils paraissent assez bien conservés, mais étudiés en détail et dans un état d'isolement suffisant, on voit qu'ils sont très-irréguliers mal limités, étranglés, petits, clairs par places. Les axes y sont souvent peu distincts. Les racines du facial droit présentent les mêmes altérations. Les racines des spinaux, surtout du spinal gauche sont beaucoup plus altérées. Ces racines, très-déliées et comme demi-celluleuses, ne présentent qu'un petit nombre de tubes, et ceux-ci sont très-clairs, sans axes reconnaissables; on y trouve une grande quantité de grumeaux isolés au milieu d'un tissu conjonctif abondant. Les racines antérieures des nerfs rachidiens présentent dans toute la série, des altérations analogues à celles que nous avons décrites pour les hypoglosses. Beaucoup de tubes sont très-incomplétement remplis, ne contiennent que des

grumeaux largement espacés et laissant des intervalles complète-
ment clairs, équivalant au moins à l'espace qu'ils occupent eux-
mêmes. Le tissu conjonctif y est abondant ; il y a peu d'axes visibles dans les tubes même les mieux conservés. Les·racines antérieures gauches cervicales sont plus altérées que les droites,
comme les muscles du membre supérieur gauche sont plus altérés
que ceux du membre supérieur droit. Les tubes des racines postérieures sont aussi sensiblement altérés mais à un degré moindre
que les racines antérieures.

La moelle épinière, après macération dans l'acide chromique,
présente sur des coupes horizontales des particularités de coloration, qui méritent que noûs nous y arrêtions avec quelques détails.
Sur les cordons latéraux, on remarque symétriquement de chaque côté, une tache qui tranche par sa teinte d'un gris-clair, avec
la couleur foncée des autres parties de la substance blanche et
qui ressemble tout à fait à celle de la substance grise. Cette tache
correspond au tiers postéro-externe des cordons latéraux. En
dedans, elle confine à la corne postérieure dont elle est nettement
séparée sur quelques points, mais avec laquelle elle se confond
sur d'autres coupes ; en arrière, elle atteint jusqu'au bord de la
moelle immédiatement au dehors du sillon collatéral postérieur.
Sa limite externe est à peu près à la réunion des deux tiers in-
ternes avec le tiers externe du cordon latéral. Cette altération
de couleur se retrouve dans toute la hauteur de la moelle. Les
cordons antérieurs ont aussi une teinte un peu claire, et il en est
de même de la partie la plus superficielle des cordons postérieurs
dont la partie centrale est au contraire d'un brun foncé. Au bulbe
rachidien, la teinte claire des cordons latéraux se reproduit sur la
partie antérieure des pyramides antérieures. Les autres parties
du bulbe conservent les apparences normales. L'étude de la
moelle sur des tranches horizontales, colorées par le carmin et
rendues transparentes, donnent les résultats suivants : La partie
centrale des cordons postérieurs montre partout des tubes nerveux avec leurs axes parfaitement développés. Dans la moitié postérieure de ces cordons, on retrouve sur certaines tranches, la
plupart des tubes encore bien développés, mais sur d'autres préparations les tubes de cette région sont très-petits et confus ; on
trouve même sur quelques coupes, à la partie des cordons postérieurs immédiatement contiguë au sillon collatéral postérieur,
les tubes nerveux complétement disparus, et remplacés par un
tissu conjonctif très-raréfié. Dans toute la partie des cordons
latéraux, correspondante à la tache que nous avons signalée, on
ne trouve que de très-rares tubes bien développés, avec leurs
axes ; ils sont remplacés par de petits points clairs représentant
des axes atrophiés, complétement dépourvus d'enveloppe, ce qui
donne à l'ensemble de la surface un aspect granuleux amorphe.
Sur toutes les coupes, les tubes nerveux de la partie des cordons

latéraux voisine de la surface de la moelle, sont bien conservés. Sur la limite interne des cordons latéraux l'altération des tubes se continue sur certaines tranches jusqu'à la corne postérieure ; sur d'autres, il y a entre les cornes postérieures et la portion altérée, une lisière de tubes assez bien conservés. Les cordons antérieurs présentent en quelque sorte, le milieu entre l'état normal et l'altération des cordons latéraux. A côté d'un certain nombre de tubes intacts, on en trouve au moins un nombre égal d'autres dont il ne reste que les axes petits et clairs, ou dont l'enveloppe est très-peu distincte. Les cellules des cornes antérieures sont généralement peu développées, sans prolongements. La substance grise de cette région paraît raréfiée sur quelques points. La moelle épinière contient beaucoup de corps amyloïdes ; on les rencontre en très-grand nombre et affectant une disposition assez uniforme sur toutes les préparations. Généralement peu abondants dans les cordons antérieurs et la partie antérieure des cordons latéraux, ils sont en très-grande quantité dans la partie postérieure de ces mêmes cordons latéraux, surtout au voisinage de l'immergence des racines postérieures. Ils abondent aussi dans la partie postérieure des cordons postérieurs, surtout immédiatement en dedans de l'extrémité des cornes postérieures. Dans les points où ils sont le plus nombreux, ils sont réunis en groupes ou en traînées confluentes, et masquent complétement les éléments nerveux : on pourrait en compter plusieurs centaines dans le champ du microscope. Ces corps amyloïdes se rencontrent aussi en très-grande quantité dans la commissure grise autour du canal central ; dans quelques préparations, ils sont là à l'état de véritable infiltration, et semblent avoir fait disparaître complétement les éléments nerveux.

Sur une coupe verticale faite dans le sens du diamètre transversal de la moelle, à travers la commissure grise postérieure, on voit à l'œil nu, de chaque côté de la ligne médiane, deux colonnes noirâtres qui, examinées au microscope, se montrent formées par des corps amyloïdes en énorme quantité, et formant par places des masses d'un brun intense. Ce n'est pas seulement dans la commissure que les corps amyloïdes sont visibles à l'œil nu ou à la loupe, cette simple inspection fait également constater leur présence sous forme de traînées noirâtres, dans les autres parties de la moelle, quand ils y sont en grande abondance.

Il n'y a que très-peu de corps amyloïdes dans les cornes antérieures, les cornes postérieures et les amas latéraux de substance grise. Ces cornes affectant la même distribution dans toutes les préparations, on peut se les représenter comme formant des espèces de colonnes qui règnent dans toute la longueur de la moelle. La recherche comparative des corps amyloïdes sur des moelles de provenances diverses ne me les a montrés nulle part dans de semblables·proportions. Je les ai rencontrés en assez grande quantité chez une vieille phthisique, mais ils étaient disséminés et incomparablement moins nombreux, on n'en rencontrait guère plus de cinq ou six dans le champ du microscope.

La recherche des corps amyloïdes dans le bulbe fait constater leur présence en très-grande abondance dans sa moitié inférieure jusqu'au milieu de la hauteur des olives; ils y forment, dans la substance grise centrale un semis extrêmement abondant, très-appréciable à la loupe. On les trouve aussi en grand nombre sur les parties latérales et postérieures correspondant aux points d'immergence des nerfs sensitifs (pneumogastriques et glosso-pharyngiens). Il y en a aussi une certaine quantité, mais beaucoup moins dans les pyramides antérieures. Ils disparaissent complétement dans la moitié supérieure du bulbe et dans la protubérance; mais on les retrouve au-delà, en très-grand nombre dans la substance grise qui ferme en haut l'aqueduc de Sylvius, et chose remarquable, les parois latérales et inférieures de ce conduit n'en contiennent pas. Ils manquent également dans la substance grise qui tapisse les parois du troisième ventricule.

OBSERVATION VI.

Tirée du mémoire de M. Duménil. Gaz. hebdomad., 1867, obs. IV, p. 453. — Atrophie musculaire localisée aux membres supérieurs.—Parésie des quatre membres.—Paralysie labio-glosso-laryngée. — Marche très-lente de la maladie. — Sclérose des cordons latéraux et des pyramides antérieures. — Atrophie des cellules des cornes antérieures.

La nommée Martin (Félicité), entra à l'hospice général de Rouen, service de M. le docteur Gressent, le 8 février 1860, pour un état de faiblesse dont le début remontait à sept ans. Les mouvements étaient très-limités et sans force aux membres supérieurs, surtout à droite; il y avait un amaigrissement considérable aux éminences thénar et dans les espaces interosseux. Les muscles des avant-bras, atrophiés à un très-haut degré, ne formaient qu'une couche mince, et les avant-bras étaient complétement aplatis; ils étaient dans une pronation permanente que la malade pouvait augmenter un peu, seulement à gauche, mais la supination était impossible, on ne pouvait produire ce dernier mouvement qu'avec effort et la pronation se reproduisait aussitôt. La malade portait encore la main gauche à sa bouche, mais avec peine; le même mouvement à droite était beaucoup plus difficile et plus incomplet. L'écartement des doigts était impossible. Les deltoïdes étaient très-amaigris, surtout le droit.

Les membres inférieurs étaient aussi très-faibles, et la malade ne marchait dans la salle qu'en se tenant aux meubles; elle ne pouvait descendre dans la cour qu'en se faisant aider; au lit les membres étaient dans une extension permanente, la malade ne pouvait que les déplacer lentement en les traînant sans presque pouvoir les détacher du plan sur lequel ils reposaient. Les mouvements des pieds sur les jambes et ceux des orteils étaient très-limités. Cependant ces membres inférieurs n'offraient pas d'amaigrissement, et sous ce rapport ils contrastaient fortement avec les membres supérieurs. La parole était mal articulée, nasonnée, à peine distincte, elle prononçait très-mal les lettres b, g, k, r, s, v, x ; on entendait parfaitement que dans la prononciation de certaines lettres, la colonne d'air qui doit passer normalement par la bouche, passait en partie par les fosses nasales. La déglutition était difficile, et il lui fallait beaucoup de temps pour faire ses repas. La langue était toujours agitée de mouvements partiels, d'une sorte de tremblement fibrillaire, inégale et comme plissée, mais nullement diminuée de volume dans sa masse totale. La bouche était légèrement déviée à gauche; il n'y avait pas d'amaigrissement de la face. Le voile du palais, les piliers et la luette avaient leur conformation normale et se contractaient sous l'influence des excitations. Quand il lui arrivait d'avoir un rhume, elle en souffrait beaucoup par l'impossibilité où elle était de cracher. Elle éprouvait de temps à autre des suffocations intenses pendant la nuit. La contractilité électrique était conservée dans les muscles des avant-bras, beaucoup plus même que n'aurait pu le faire supposer la difficulté et le peu d'étendue des mouvements volontaires ; aux muscles des jambes, la contractilité électrique était presque complétement abolie, il n'y avait de contractions faibles avec un courant intense, que dans les muscles jumeaux; la sensibilité et l'intelligence étaient intactes. Nous avons à diverses reprises cherché s'il y avait des contractions fibrillaires sans jamais en rencontrer, nous avons seulement constaté quelques soubresauts de tendons. La malade se plaignait à diverses reprises de crampes dans les jambes. Le pouls était constamment très-faible, et la trace sphygmographique ne donnait qu'une ligne légèrement ondulée. L'état de cette malade varia peu jusqu'à la mort qui eut lieu par congestion pulmonaire, le 29 janvier 1867.

Autopsie. Le 31 janvier. — Aux éminences thénar, les fibres superficielles sont assez bien conservées, mais les fibres des couches sous-jacentes sont très-atrophiées, décolorées, transformées en tissu cellulaire lâche, mais sans trace de dégénérescence graisseuse. Les muscles de l'hypothénar gauche, sont bien conservés; ceux de droite ont subi un commencement de transformation celluleuse. Les lombricaux sont assez développés, il en est de même des interosseux de droite, ceux de gauche sont plus altérés. Les muscles de la région antérieure de l'avant-bras gauche sont très-peu développés, mais leurs fibres ont la couleur rouge brun normale. Les fibres des muscles de la région postérieure ont aussi généralement l'aspect normal, cependant on y trouve quelques faisceaux musculaires plus pâles et quelques-uns même d'aspect celluleux. Le cœur, entre autres, a subi dans sa moitié inférieure une transformation celluleuse complète, tandis que la moitié supérieure a une couleur rouge franche. Le biceps et le brachial antérieur, sont parfaitement sains. Le deltoïde présente quelques faisceaux musculaires non altérés, mais la plus grande partie du muscle a subi la transformation celluleuse. A droite comme à gauche, les muscles de l'avant-bras très-petits, ont la coloration normale, sauf le court supinateur qui est celluleux dans sa totalité. Le deltoïde a subi la même transformation qu'à gauche dans la plus grande partie de ses faisceaux. Les pectoraux n'offrent aucune anomalie ; la partie inférieure du grand dentelé droit seule est mince, pâle et celluleuse. Les muscles des membres inférieurs assez bien développés, ne présentent aucune altération. Sur la partie la plus proéminente des hémisphères cérébraux, symétriquement de chaque côté, il y a deux ou trois circonvolutions aplaties, amincies, séparées par des anfractuosités occupant plus d'espace que les circonvolutions elles-mêmes. Piqueté assez abondant des substances grise et blanche ; dilatation très-marquée de vaisseaux de la substance blanche, donnant lieu par places à un aspect criblé. Les couches optiques ont à leur surface un aspect un peu inégal. Les coupes qu'on y pratique présentent une teinte marbrée de blanc jaunâtre et de rouge violacé plus prononcée qu'à l'ordinaire ; ces mêmes marbrures se retrouvent dans les deux noyaux des corps striés et dans l'étage supérieur de pédoncules cérébraux. Toutes ces parties ont, du reste, la consistance normale. On ne trouve aucune altération dans les méninges spinales. La moelle est petite, ce qui paraît dû surtout au peu de développement des cordons antéro-latéraux ; dans les régions cervicale et dorsale, ceux-ci ne sont représentés que par une couche très-mince de substance blanche ; cet amincissement est tel par places que la substance grise paraît affleurer la surface. Le cordon de gauche est plus mince que celui de droite. On trouve dans le cordon antéro-latéral droit, à la région dorsale, un noyau d'infiltration sanguine empiétant sur la corne antérieure. Ce noyau n'occupe pas en épaisseur plus de 5 millimètres.

Sur des coupes transversales de tronçons de moelle traitées par l'acide chromique, les cordons antéro-latéraux ont une teinte beaucoup plus claire que les cordons postérieurs. L'ovale de ces coupes, au lieu d'être régulier, est très-aplati dans son segment antérieur. Les racines de l'hypoglosse et des spinaux, ainsi que les racines antérieures des nerfs rachidiens sont minces et aplaties. Les racines postérieures ont le développement normal. Un fragment du nerf médian, les nerfs hypoglosses dans leur trajet extra-crânien, les nerfs laryngés inférieurs, les ganglions cervicaux et thoraciques du grand sympathique, ainsi que le cordon qui les réunit, toutes ces parties paraissent saines.

L'examen microscopique des muscles révèle des altérations qui concordent parfaitement avec l'aspect à l'œil nu ; les parties rouges présentent des fibres parfaitement développées avec l'aspect strié normal, mais les parties décolorées montrent tous les degrés de l'atrophie, depuis le simple affaiblissement de la striation transversale jusqu'à la transformation celluleuse complète. Les fibres des muscles de la langue et du larynx ont une couleur rouge franche, les faisceaux primitifs ont le volume normal ; la plupart ont des stries transversales bien accentuées, mais un certain nombre aussi n'offrent que la striation longitudinale ; d'autres enfin sont granuleuses. Les fibres du constricteur inférieur du pharynx sont bien conservées.

Le nerf médian ne présente que des tubes intacts ; il en est de même des hypoglosses examinées dans la langue, ainsi que des laryngés inférieurs, au moment où ils pénètrent dans le larynx. Les ganglions cervicaux supérieurs et inférieurs du grand sympathique, ainsi que le tronc qui les réunit, la chaîne des ganglions thoracique ne présente aucune altération ; à l'examen microscopique, les cellules ganglionnaires et les tubes nerveux sont intacts. Les racines des hypoglosses et des spinaux, les racines antérieures des nerfs rachidiens, à côté d'un certain nombre de tubes bien conservés, en présentent un grand nombre d'autres où l'on constate tous les degrés de l'atrophie. Les tubes nerveux des racines postérieures sont, au contraire, parfaitement développés. Dans les cordons antéro-latéraux de la moelle épinière, ces tubes nerveux, développés à l'état normal, sont peu nombreux, disséminés à de grands intervalles et séparés par des espaces où l'on ne voit qu'un mélange de tissu conjonctif et d'axes très-petits, très-clairs, sans délimitation de tubes. On trouve, par place, des tubes très-larges, avec des axes très-petits et clairs. Le tissu conionctif, abondant, forme de larges traînées qui englobent une grande quantité d'éléments nerveux qui paraissent comme étouffés ; les altérations sont généralement plus prononcées dans les cordons antérieurs que dans les cordons latéraux. Les cordons postérieurs ne sont nullement altérés.

Les capillaires de la substance grise sont très-apparents et remplis de globules sanguins, mais ils ne dépassent pas les dimensions de l'état normal ; on ne rencontre qu'un très-petit nombre de cellules bien développées, avec des prolongements ; sur la plupart des préparations on n'en voit qu'une ou deux ; à côté on trouve des noyaux de cellules difformes, petits, sans prolongement. Le canal central a complétement disparu et paraît comblé par un amas de globules granuleux. La substance grise est parsemée d'une grande quantité de noyaux ovalaires ou arrondis, d'aspect granuleux, de $0^{mm},007$ de grand diamètre, de

$0^{mm},005$ de petit diamètre, colorés en rouge vif par le carmin, comme les noyaux des cellules et les axes des tubes et tranchant ainsi sur le fond très-pâle de la substance grise; on en compte au moins une vingtaine dans un dixième de millimètre; on trouve aussi une certaine quantité de ces noyaux dans la substance blanche des cordons antérieurs. Enfin, on rencontre des corps amyloïdes, groupés surtout au milieu de la commissure et dans les cordons antéro-latéraux, où l'on en compte 14 à 15 dans un dixième de millimètre. Au bulbe, les tubes nerveux correspondant aux pyramides antérieures, ne présentent que des axes très-petits et très-clairs ; l'aspect de cette partie des tranches rappelle complétement celui des cordons antérieurs de la moelle. Les tubes des parties blanches centrales sont bien plus développés et les axes y sont normaux. Les divers noyaux de substance grise sont sillonnées de nombreux vaisseaux remplis de globules sanguins.

Les cellules de la substance grise sont dépourvues, presque toutes, de prolongements. Les couches optiques, à part la vascularisation qui y est très-prononcée, ne m'ont offert rien de particulier.

OBSERVATION VII.

Traduite des médico-chirurgical transactions, 1873. — Atrophie musculaire généralisée, mais plus marquée aux membres supérieurs. — Paralysie avec contracture des quatre membres. — Paralysie labio-glosso-laryngée. — Début par la jambe gauche, durée 30 mois environ. — Sclérose des cordons latéraux. — Lésions diverses de la substance grise de la moelle. — Atrophie pigmentaire des cellules nerveuses de la moelle et des noyaux bulbaires. — Examen du système nerveux, par M. Lockhart-Clarke.

Henri W., 60 ans, admis à l'hôpital de Londres sur la recommandation du docteur Ramskil.

Rien dans les antécédents de famille. Employé dans une manufacture de velours. Le travail auquel il était employé nécessitait l'usage d'une machine qui occasionnait une série de chocs à l'épigastre, qui souvent le firent évanouir et produisirent, croit-il, de nombreuses indigestions. Il occupa cet emploi pendant 14 ans. Bien portant jusqu'à la fin de sa 30e année, il fut pris de vertiges qui durèrent 3 ans, avec des interruptions. A partir de cette époque, il remarqua qu'il était obligé de mettre beaucoup de lenteur dans ses mouvements, et que lorsqu'il cherchait à remuer ses bras et ses jambes, ils étaient rapidement pris de tremblement.

En mai 1859, il remarqua que ses jambes fléchissaient sous lu
de temps en temps pendant la marche ; sans ressentir le moindre
étourdissement il tombait de temps en temps, mais il se relevait
et recommençait à marcher. Il pense que la jambe gauche a été
la première atteinte et remarqua tout d'abord de l'amaigrissement
dans le gras du mollet de cette jambe. Ensuite la jambe droite
s'atrophia et 4 mois après il remarqua de l'amaigrissement dans
l'épaule gauche. Quand on lui demande s'il a éprouvé des douleurs
à cette époque, il dit qu'il a éprouvé des douleurs dans les reins,
mais il insiste sur une douleur lancinante dans le bras et dans
les jambes, principalement accrue par le mouvement que le malade compare à une corde douloureuse traversant ses bras. Au
moment de son admission, il était incapable de se tenir debout,
de se retourner ou de se mouvoir lui-même dans son lit, si bien
qu'il restait dans la même position jusqu'à ce qu'il fût aidé par le
garde-malade. Il était, pour ainsi dire, incapable de manger seul
ou même de remuer les bras. Il pouvait à peine remuer un peu
les doigts. Les avant-bras étaient dans la flexion permanente
sur les bras, les mains sur les avant-bras, les doigts contractés,
avec les genoux légèrement fléchis; la totalité de ses muscles, de
la tête aux pieds, étaient amaigris, surtout ceux des extrémités
supérieures, avec les pectoraux et les deltoïdes. Les interosseux
et les muscles des pouces étaient atteints dans la même proportion. On voyait des contractions fibrillaires se dessiner constamment en nombre variable sur les bras et les jambes. Tous les
muscles étaient contracturés, et cette contracture ne pouvait être
vaincue. Lorsqu'on faisait des efforts pour remuer ses bras et ses
jambes, on lui causait une grande douleur qu'il comparait toujours à une corde douloureuse traversant ses bras. Les mouvements respiratoires étaient très-faciles. Il n'avait pas de paralysie
faciale et disait qu'il n'avait jamais eu aucun trouble du côté de la
vessie. Il n'avait pas de trouble du côté de la sensibilité cutanée,
mais la sensibilité électrique était grandement diminuée, presqu'abolie. Sa parole avait quelque chose de remarquable, elle
était indistincte et interrompue par des temps d'arrêt, avec un
timbre nasal. C'était un vieillard d'un caractère bon et gai. L'appé-
était bon, mais le sommeil mauvais. L'atrophie des muscles fit des
progrès lents tout d'abord, mais rapides à la fin. Au moment de
son entrée à l'hôpital on l'asseyait sur une chaise une partie de
la journée, mais, vers le mois de novembre, cela le fatiguait à tel
point qu'on fut obligé de cesser. Les mouvements respiratoires
devinrent de plus en plus faibles, la déglutition devint difficile, et
à la fin presqu'impossible. Le nasonnement, faible au moment de
l'admission, devint de plus en plus marqué, et enfin la parole devint inintelligible. La salive s'écoulait de sa bouche et, disait-il,
les larmes de ses yeux. Il languit quelques semaines dans cet
état déplorable et mourut le 18 décembre 1871.

Il y a deux points, d'un grand intérêt, qui n'ont pas, jusqu'ici, été notés ; les contractions fibrillaires qui étaient si marquées au moment de son admission disparurent vers la fin du mois de septembre et la contracture, qui était l'un des traits les plus remarquables de ce cas, disparut tout à fait au commencement de la dernière semaine de la vie.

Les pièces qui m'ont été données à examiner étaient une tranche de l'un des hémisphères cérébraux, le cervelet, le pont de varole, la moelle allongée, la moelle épinière. (J'ai demandé à M. Stephen Mackensie, si le cerveau et les ganglions semi-lunaires avaient été examinés à l'autopsie. Il me répondit que le cerveau, à l'œil nu, n'avait pas d'autre aspect pathologique qu'une légère atrophie des circonvolutions. La substance cérébrale était plutôt plus ferme qu'à l'état normal. Le plexus solaire et les ganglions semi-lunaires n'ont pas été examinés. A l'examen microscopique rien d'anormal ne fut trouvé dans les muscles volontaires.)

A l'examen des coupes des circonvolutions cérébrales on trouve la substance blanche remplie de corps amylacés, variant de grosseur, depuis trois fois le diamètre d'un corpuscule sanguin jusqu'à 14 fois cette dimension. Dans la substance grise on voyait seulement quelques-uns de ces corps et ils existaient presque exclusivement dans les couches les plus profondes. Beaucoup de vaisseaux sanguins étaient dilatés, mais il y avait une absence complète de granulations d'hématoïdine que j'ai généralement trouvées si abondantes dans la gaîne périphérique vasculaire des vaisseaux dilatés de la paralysie générale et de quelques autres affections cérébrales. Les cellules de la substance grise n'étaient pas complétement saines : quelques-unes avaient perdu la netteté naturelle de leurs contours ; d'autres contenaient plus de pigment que d'habitude et étaient quelque peu granuleuses à leur surface. Le pont de Varole avait un volume au-dessus de la normale, mais dans son aspect extérieur, il ne présentait rien d'insolite. Cependant sur les coupes transversales examinées au microscope, beaucoup de vaisseaux sanguins paraissaient en réalité très-dilatés ; dans certains points ils avaient subi une désintégration partielle et sur d'autres ils avaient complétement disparu laissant de larges espaces tubuleux, vides et à parois lisses, qui, selon qu'ils avaient été coupés en travers ou obliquement, présentaient l'aspect de trous ronds ou ovales, tels que je les ai décrits déjà dans un cas de paralysie des aliénés (*Journal of mental sciences, January*, 1870), sur presque toutes les coupes, mais surtout dans les portions blanches, les corps amylacés étaient nombreux et uniformément répandus. De plus les cellules du noyau commun de l'abducens et du nerf facial, du noyau moteur du trijumeau, aussi bien que celles qui sont répandues au milieu des fibres arciformes et les plexus du pont avaient subi plus ou moins la dégénération pigmentaire.

La moelle allongée était d'un cinquième environ au-dessous de son volume normal chez l'adulte. Les noyaux de l'hypoglosse, du spinal accessoire et du vague étaient notablement plus petits que d'habitude. De même que le pont, la moelle allongée était çà et là parsemée de corps amylacés de différents volumes et les groupes de cellules constituant la plupart des noyaux étaient plus ou moins affectés par la dégénération pigmentaire. Celles du tubercule gris de Rolando et spécialement celles du corps restiforme avaient le plus souffert. Ce dernier avec un faible grossissement, avait l'aspect d'une masse couleur chocolat ; mais à un grossissement plus fort, on voyait que tandis que quelques-unes de ces cellules étaient complétement remplies par du pigment brun, dans d'autres, les granulations pigmentaires avaient seulement enveloppé le noyau ou s'étaient accumulées sur un côté de la cellule, ou formaient à la circonférence un anneau brun d'épaisseur variable. Ces changements morbides constituent, comme je l'ai montré ailleurs, le premier degré de la dégénération et de la désintégration consécutive des cellules nerveuses.

Le diamètre de la moelle épinière était au moins d'un quart inférieur à son volume normal chez l'adulte, lorsqu'elle me fut envoyée sans aucune explication, je pensai que c'était la moelle d'un enfant de 14 ans environ ; mais il n'y avait rien autre chose d'anormal dans son apparence extérieure. Cependant la substance grise était d'un bout à l'autre prise sérieusement par un certain nombre de lésions et de dégénérations. Dans la partie la plus élevée de la région cervicale, au niveau de la seconde ou de la troisième paire de nerfs, toutes les colonnes blanches étaient très-congestionnées, le tissu conjonctif situé entre leurs fibres était grandement hypertrophié; avec prolifération des corpuscules du tissu connectif réunis en petits groupes de différentes grandeurs aux points de jonction du réseau. Cet état était encore plus marqué dans les portions postérieures du cordon antéro-latéral, dans lequel un certain nombre de fibres nerveuses avaient souffert de la désintégration. Dans la partie latérale gauche de la substance grise, on voyait, au milieu de la corne antérieure, un large espace triangulaire et quelque peu transparent de désintégration, laissant autour de lui une sorte de mur de tissu sain et plus épais. Cette aire morbide n'était formée que de petits débris de substance grise en désintégration partielle, irrégulièrement reliés les uns aux autres et formant à la fois une sorte de structure réticulée. Du côté droit un large espace de désintégration transparente occupait toute la moitié externe de la corne antérieure et atteignant en arrière le groupe de cellules que j'ai nommé tractus intermédio-latéralis et dont j'ai montré les connexions avec les racines inférieures du nerf spinal accessoire (*philosophi-*

cal trans. 1859); à la base de la corne antérieure et à la limite latérale du noyau pyriforme (*posterior vesicular column*),était un caillot hémorrhagique fusiforme et relativement grand, dont l'extrémité externe s'étendait dans le tractus intermédio-latéralis. Immédiatement derrière celui-ci était un autre caillot plus considérable et pyramidal ; et un peu plus loin en arrière à l'angle interne du caput cornu postérioris et enveloppant une partie de la substance gélatineuse, était un caillot plus petit, uni à un vaisseau qui s'étendait dans le cordon postérieur. Un peu au-dessous, dans la région cervicale, la moitié latérale droite de la substance grise était déplacée ou déprimée dans le même sens. Le tractus intermédio-latéralis, une grande partie du cervix cornu posterioris, et la moitié externe de la corne antérieure étaient détruits par la désintégration. Dans la partie latérale gauche de la substance grise le même genre de lésion, mais à un degré un peu moins avancé, occupait presque les parties correspondantes. Le renflement cervical était tellement atrophié que son diamètre surpassait à peine celui des parties situées au-dessus de lui. De plus les points de désintégration n'étaient pas aussi étendus ; ils étaient situés dans les points correspondants.

A la région dorsale, les deux substances étaient fortement congestionnées et beaucoup de vaisseaux sanguins étaient dilatés ; mais les aires de désintégration étaient moins considérables et limitées seulement aux bords de la substance grise enveloppant le tractus intermédio-latéralis.

Le diamètre du renflement lombaire n'était pas beaucoup au-dessous de l'état normal, et son aspect extérieur n'indiquait pas l'existence de lésions ; cependant la substance grise y était presqu'aussi gravement atteinte que dans la région cervicale. Du côté gauche on voit une aire large de ramollissement et désintégration depuis le côté externe de la base du caput cornu posterioris jusqu'au milieu de la corne antérieure ; et du côté droit, depuis le point correspondant jusqu'à la partie latérale de la corne antérieure. Dans ces aires, des masses de substance grise en désintégration partielle sont plus ou moins séparées les unes des autres par des espaces plus clairs, dans lesquels la désintégration est plus avancée, de sorte que la structure offre l'apparence d'un commencement de ramollissement. Dans toutes les autres régions de la moelle, les cellules nerveuses des différentes parties, mais surtout celles de la substance grise antérieure, ont subi une dégénération et une désintégration considérables. Quelques-unes sont complétement, d'autres seulement en partie, remplies de granulations pigmentaires d'un rouge sombre qui, dans beaucoup d'endroits, enveloppe et cache leurs noyaux. Quelquefois les granulations pigmentaires étaient irrégulièrement groupées dans les cellules où elles étaient accumulées à l'une des extrémités, ou bien aux deux extrémités d'une cellule allongée, et quelquefois elles formaient un anneau partiel ou complet, d'épaisseur variable, dans la circonférence de la cellule, laissant au centre une portion transparente. Toutes les cellules demeurées visibles étaient considérablement réduites de volume, et leurs prolongements étaient très-rétrécis, comme on peut le voir par la comparaison avec des cellules d'une partie correspondante d'une moelle saine. Beaucoup d'entre elles semblaient être perdues par une atrophie graduelle, mais il était évident qu'un grand nombre d'entre elles avait disparu par désintégration complète. Le processus de leur destruction peut être suivi dans tous les degrés. Dans certains points on pouvait voir une cellule se réduisant en un amas de granulations tandis que sur d'autres points, les granulations résultant de sa désintégration, étaient plus ou moins dispersées et irrégulièrement répandues dans l'intervalle des cellules encore existantes, mais atrophiées.

Remarques. Les symptômes de ce cas trouvent leur explication très-claire dans les changements morbides qui furent trouvés dans la moelle allongée et la moelle épinière. L'embarras de la prononciation, le nasonnement, la difficulté de la déglutition, l'écoulement constant de la salive hors de la bouche ont une ressemblance complète avec le groupe de symptômes qui constitue la paralysie glosso-labio-laryngée, et sont expliqués par les lésions trouvées dans les noyaux du facial, de l'hypoglosse, du nerf vague et du spinal accessoire. La grande faiblesse des mouvements respiratoires est expliquée par les lésions trouvées dans la substance grise antérieure et latérale des régions cervicale et dorsale de la moelle, comprenant le tractus intermédio-lateralis qui, je l'ai montré autrefois, est en rapport avec les racines inférieures du spinal accessoire, et avec les racines antérieures des nerfs spinaux qui animent les muscles respiratoires.

La même lésion progressive de la substance grise antérieure, dans la région dorsale et lombaire, explique naturellement la paralysie des extrémités supérieures et inférieures. Suivant le docteur Charcot, la contracture et la raideur des articulations dans de semblables cas sont dues à la sclérose de la portion postérieure du cordon antéro-latéral. Il y avait certainement dans ce cas, comme je l'ai déjà établi, une sclérose manifeste de cette partie du cordon antéro-latéral.

OBSERVATION VIII (*personnelle*).

Atrophie musculaire aux membres supérieurs.—Parésie avec contracture généralisée.—Paralysie de la langue, des lèvres et du pharynx.— Début par le membre supérieur gauche. — Le malade a été perdu de vue.

2 *Avril* 1874.—Intelligence assez bien conservée, mémoire très-précise, tendance assez marquée à pleurer. Sans antécédent syphylitique, pasd'habitudes alcooliques. Pas de maladie nerveuse dans la famille.

Réparateur de vieilles tapisseries, obligé par sa profession de tenir souvent les mains dans l'eau, il a ressenti les symptômes de sa maladie dans le mois de janvier 1873, le lendemain d'un jour où il aurait tenu plus tongtemps que d'habitude les mains et les bras dans l'eau très-froide. Il a ressenti dans tout le membre supérieur gauche un profond engourdissement (à cette époque il consulta un médecin qui lui fit faire sur le bras des frictions excitantes). L'engourdissement qu'il ressentait ne s'accompagnait pas d'abolition de la sensibilité, au moins dans ses modes principaux; car il note expressément qu'il sentait très-bien le contact des objets ainsi que leur température. Cet engourdissement ne tarda pas à s'accompagner de faiblesse; puis bientôt, environ quinze jours plus tard, les mêmes phénomènes se reproduisirent dans le membre inférieur du même côté. Deux mois plus tard environ, ce fut le tour du membre supérieur, puis du membre inférieur de ce côté. A ces phénomènes d'engourdissement et de faiblesse, se joignit pour le membre supérieur gauche d'abord, puis pour le droit, un amaigrissement marqué. Vers le mois de juin ou juillet survint un léger embarras de la parole, qui depuis a été en augmentant. Tous les phénomènes énumérés plus haut ont été de même lentement progressifs. Seul l'engourdissement est survenu brusquement. Depuis quelques années, environ 3 à 4 ans, il ressentait dans les membres des tressaillements revenant de loin en loin. Jamais de sentiment de constriction; jamais de douleurs lombaires ou dorsales. Pas de battement de cœur ni d'accès d'oppression. Appétit bon, digestions faciles, constipation rebelle malgré les lavements plus ou moins médicamenteux (salés, etc.), il ne va à la selle que de loin en loin et difficilement. Des traitements très-variés,en particulier la faradisation, ont été employés. Depuis 8 jours environ, il est soumis à l'hydrothérapie et il paraît éprouver quelque amélioration.

Etat actuel. — M. X... est assis dans un grand fauteuil le dos et la tête appuyés; les mains habituellement reposant sur les genoux. Il parvient sans aide à se redresser pour prendre la position assise, et me dit que c'est seulement depuis quelques jours que s'est accompli ce progrès; car auparavant il ne pouvait arriver seul à exécuter ce mouvement. Il y a bien un peu de raideur du cou et du dos, mais elle est très-modérée et beaucoup moindre que chez Durand (Obs. IV).

Dans cette attitude le malade se tient un peu courbé en avant, tous les mouvements du tronc sont réduits à très-peu de chose et s'exécutent avec lenteur; il en est de même de ceux du cou. Les traits sont peu mobiles, la face est déjà légèrement grimaçante par exagération du sillon bucco-labial, mais ce phénomène est encore très-peu marqué. La vue est bonne. Les mouvements des yeux et des paupières sont intacts ; de temps à autre on voit se produire dans les paupières de brusques contractions très-fines. Les mouvements des lèvres sont limités ; il peut encore les affronter, faire la moue, bien qu'avec difficulté, mais il ne peut plus siffler ; il éteint assez bien une bougie placée à une certaine distance de ses lèvres, mais dans tous ces mouvements l'affrontement est incomplet. Il ne bave pas. La langue est facilement sortie de la bouche, elle peut toucher la lèvre supérieure ; la pointe atteint facilement la voûte palatine, elle ne paraît pas atrophiée ; mais tous ces mouvements paraissent incertains, gênés ; ainsi quand il tire la langue il est obligé de fermer les lèvres. La parole encore facilement intelligible est cependant déjà profondément troublée, elle est empatée, le malade grasseye. La déglutition s'effectue assez facilement, cependant le malade constate que lorsque les liquides arrivent en trop grande quantité à la fois dans le pharynx, il est pris d'un spasme violent qui est du reste d'une assez courte durée. En dehors de ces moments il n'y a pas de constriction pharyngée. Jamais les liquides ne provoquent de toux, jamais ils ne reviennent par le nez, la voix n'est pas nasonnée. Le malade n'éprouve que peu de gêne dans la respiration ; celle-ci n'est pas notablement accélérée. Pas de palpitation de cœur, le pouls est plein et rapide.

Membres supérieurs. — Le membre supérieur gauche est complétement paralysé, il retombe lourdement lorsqu'on le soulève ; le malade est incapable de lui imprimer le plus léger mouvement ; il est d'un façon générale extrêmement amaigri, les masses musculaires ont presque disparu, on éprouve une certaine résistance lorsqu'on veut imprimer les mouvements à l'épaule et on provoque aussitôt une certaine douleur. La résistance est notablement moindre au niveau du coude. La main a la forme de griffe ordinaire avec flexion des deux dernières phalanges. On éprouve de la résistance (non absolue) et on provoque de la douleur, lorsqu'on veut les redresser. Si l'on vient à presser ce qui reste de muscles entre les doigts, on détermine de la douleur, mais celle-ci est beaucoup plus vive lorsqu'on prend le membre à pleine main et qu'on serre ; la douleur est en effet profonde. Le membre supérieur droit est moins complétement paralysé. Il peut encore exécuter quelques mouvements mais très-bornés ; aussi lorsque le malade veut mettre cette main en écharpe, on est obligé de la lui porter dans cette position : L'atrophie y est à peu près aussi prononcée que du côté opposé, seulement les douleurs provoquées, y sont plus vives surtout au niveau de la partie antérieure du bras, la raideur articulaire y est plus prononcée. Le malade montre qu'on peut, sans lui causer trop de douleur porter sa main gauche jusqu'à sa figure. A droite au contraire, cette manœuvre est à la fois moins facile et plus douloureuse. Or il y a eu une période pendant laquelle le membre gauche était ce qu'est actuellement le membre droit, il a changé dans le sens actuel, à mesure que la paralysie y est devenue plus complète. Le malade est donc dans l'impossibilité complète de se servir de ses mains, il ne peut plus écrire, on doit le faire manger, le moucher; de temps à autre il éprouve un sentiment de constriction douloureuse au niveau des épaules, il semble qu'un lien le serre à ce niveau et tende à rapprocher les épaules l'une de l'autre, c'est une ceinture, non un bracelet. Autour des diverses autres articulations des membres supérieurs, pas de sentiment de constriction. De temps à autre on voit se produire des contractions fibrillaires ou de brusques secousses, amenant quelques mouvements dans les doigts.

Membres inférieurs. — Il a ici une simple parésie ; le malade peut étendre ses jambes, il peut même se tenir debout lorsqu'il est vigoureusement soutenu, mais .il ne peut marcher. Les membres inférieurs ont un volume très-respectable et le malade dit qu'ils ont un peu maigri. Les masses musculaires sont ici très-douloureuses au toucher, mais ici encore c'est la compression en masse, tendant à serrer les muscles contre les os, qui provoque le plus sûrement ces douleurs. Celles-ci sont, du reste, assez modérées et ne survivent pas à l'excitation. Il n'y a pas de raideur au niveau des articulations, cependant le malade signale, comme un phénomène nouveau, les spasmes qui surviennent depuis quelques jours seulement, et seulement aussi après la douche, et qui provoquent la flexion de la jambe sur la cuisse. Ce spasme n'est pas douloureux. Les contractions fibrillaires et les brusques secousses existent ici comme aux membres supérieurs. La sensibilité cutanée ne paraît altérée dans aucun de ses modes.

Le malade est donc condamné à passer ses journées dans un fauteuil ; on doit le porter au lit. Or, dans l'un et l'autre cas, il lui est impossible de modifier lui-même la position qu'on lui a donnée, excepté pour se redresser quand il est dans le fauteuil, au lit il lui est impossible de s'asseoir seul. Vient-on à l'asseoir, il ne peut conserver seul cette position, il faut qu'on le soutienne; seul il ne peut se tourner sur un côté ou sur l'autre. Il passe donc ses nuits et ses journées dans le décubitus dorsal. Lorsqu'il est au lit, il faut qu'il soit couché la tête très-élevée, sinon il éprouve une grande gêne de la respiration. Et cependant, il éprouve un besoin incessant de changer de place ; à chaque instant il voudrait qu'on le changeât de position.

Aucun trouble du côté de la vessie et du rectum.

OBSERVATION IX.

Atrophie musculaire aux membres supérieurs. — Parésie avec contracture des quatre membres. — Pas de trouble bien prononcé de la parole. — Début par la main droite. — Le malade a été perdu de vue.
Observation communiquée par M. Charcot.

M. X..., âgé de 26 ans, originaire du Chili, n'a pas eu la syphilis et s'est toujours bien porté, jusqu'au printemps de 1873. Dans sa famille, personne n'a eu la maladie qu'il présente, il n'y a pas non plus d'affection nerveuse. Cependant, la mère de M. X..., qui est âgée de 54 ans, bien portante jusqu'alors, a, depuis quinze mois, une faiblesse dans les jambes qui l'empêche de marcher.

Marié depuis trois ans, il a actuellement deux enfants dont l'un est né depuis deux mois seulement.

Avant cette époque, il a mené une vie très-fatigante, faisant des voyages très-longs et restant à cheval 12 à 14 heures de suite. Depuis trois ans, il vit très-tranquille.

La maladie de M. X... a débuté au mois de mai 1873. A cette époque, il s'est aperçu que son pouce droit et bientôt après l'index de la même main devenaient plus faibles. Cette faiblesse augmenta assez rapidement de sorte qu'au bout de trois mois M. X... ne put plus du tout écrire. En même temps, l'éminence thénar et le premier espace interosseux maigrirent, et il apparut des contractions fibrillaires dans les muscles de ces régions. Les contractions fibrillaires furent suivies bientôt de petites secousses dans les muscles moteurs des doigts. Limitées d'abord complétement dans ces muscles, les contractions fibrillaires et les secousses tendineuses s'étendirent avec la marche de la maladie à d'autres régions, du membre supérieur droit et plus tard à toutes les régions du corps où nous les retrouvons actuellement encore. Dans l'intervalle qui sépare le mois de juin du mois de septembre, l'affaiblissement et l'amaigrissement gagnèrent le reste de la main, l'avant-bras et le bras du côté droit. Au commencement de septembre, le malade éprouva un sentiment de lassitude profonde dans le membre inférieur droit, au bout de peu de jours, il ne put plus marcher plus d'une heure sans se fatiguer. Au mois d'octobre, il ne put plus se soulever sans aide étant couché dans son lit, ni se lever étant assis sur une chaise. Au mois de novembre, la maladie s'étendit au bras gauche, et M. X... fut obligé de se faire donner à manger. Enfin, en décembre, ce fut le tour du membre inférieur gauche, et à la fin de 1873, M. X .. ne put plus marcher que très-péniblement et soutenu par des aides. Le 1er janvier 1874, M. X... s'embarqua pour venir consulter à Paris. La traversée dura 45 jours, elle fut bien supportée.

M. X .. dit n'avoir jamais eu de fièvre ni dans le commencement ni dans le cours de sa maladie, il n'a jamais éprouvé ni douleurs spontanées, ni fourmillements, ni engourdissements dans aucune partie du corps ; les fonctions digestives et génératrices ont toujours été normales. Mme X..., est enceinte actuellement de plusieurs mois; il n'y a jamais eu ni de constipation prolongée ni de relâchement des sphincters.

Etat actuel.—22 février 1874 : Aujourd'hui M. X...ne peut plus faire que des mouvements très-limités et très-faibles avec ses membres, soit supérieurs, soit inférieurs. Le moindre effort volontaire détermine chez lui un sentiment de fatigue très-pénible, quand on le met debout et qu'on le soutient, il peut encore faire quelques pas, mais avec une excessive lenteur et en traînant très-péniblement les jambes. Dans cette marche, il ne repose que sur la partie antérieure de la voûte plantaire, le talon est fortement soulevé au-dessus du sol par la contracture des muscles du mollet, autrement dit M. X... marche en pied-bot équin. Cette position donne à M. X... l'air gigantesque ; couché dans son lit ou étendu dans son fauteuil, M. X .. ne peut ni se soulever sur son séant, ni se retourner sur le côté ; les mouvements de la tête sont difficiles et très-lents A un examen plus complet, le malade étant déshabillé, voici ce qu'on remarque : Les membres supérieurs sont inertes le long du corps, ils offrent, ainsi que la partie supérieure du tronc, un amaigrissement notable dû à la disparition partielle des masses musculaires; toutes les saillies osseuses se dessinent fortement. Les bras mesurés au milieu de leur longueur donnent 23 c. 3 de circonférence pour le côté droit et 24 c. 2 pour le côté gauche. L'avant-bras droit mesuré à la même hauteur a 19 c., le gauche 18 c. 5. Les mains ont l'aspect caractéristique de la patte de grenouille, les éminences thénar et les espaces interosseux sont creusés comme dans l'atrophie musculaire progressive.

Les deux dernières phalanges des doigts sont fléchies dans la paume de la main. Quand on cherche à les redresser mécaniquement, on éprouve une certaine résistance de la part des fléchisseurs légèrement rétractés. Il en est de même de la deuxième phalange du pouce, le malade ne peut étendre les dernières phalanges, ni fléchir les premières, ni mettre le pouce en opposition. Il peut encore serrer avec les doigts, mais très-faiblement. L'avant-bras est amaigri, il est en pronation habituelle. La supination volontaire est impossible, la supination provoquée est fort limitée et détermine une douleur localisée dans la région de l'avant-bras au niveau du muscle carré pronateur, ce muscle est contracturé et très-sensible à la moindre pression, surtout quand on cherche à mettre le membre en supination. Les mouvements volontaires d'extension, d'adduction et d'abduction du poignet sont presque nuls. Le malade peut fléchir un peu l'avant-bras sur le bras, mais il lui est impossible de faire le moindre mouvement d'élévation du bras ni de le maintenir, lorsqu'on le lui a soulevé; le mouvement d'abaissement volontaire du bras est conservé, il a même une certaine énergie.

Quand on imprime des mouvements de flexion et d'extension de l'articulation du coude, on sent de la raideur musculaire qui augmente lorsqu'on prolonge un peu ces mouvements, ce qui occasionne une douleur assez vive au malade. Ces phénomènes se reproduisent encore plus fortement pour l'articulation scapulo-humérale. La pression sur les masses musculaires est très-douloureuse; il en est de même quand on pince les muscles, le malade accuse une vive douleur qui provoque des grimacements du visage et des trémulations dans tout le corps. Disons d'ailleurs de suite que cette hyperesthésie existe pour toutes les régions du corps et plus particulièrement pour les muscles contractés. La pression sur les parties non recouvertes de chairs et sur les troncs nerveux ne donne, par contre, lieu à aucune douleur spéciale. L'examen électrique fait par M. Duchenne (de Boulogne), montre une diminution notable de l'excitabilité dans tous les muscles des membres supérieurs. Dans les muscles de l'éminence thénar, le premier interosseux dorsal et le long extenseur du pouce, M. Duchenne ne parvint pas à provoquer de contractions, le passage du courant électrique est beaucoup plus douloureux qu'à l'état normal.

Les membres inférieurs ont peu diminué de volume, seule la région antéro-externe paraît amaigrie. Le malade peut mouvoir, quoique lentement et péniblement, les jambes sur les cuisses et les cuisses sur le bassin. Les mouvements d'extension de la jambe sur la cuisse sont très-énergiques, les pieds sont en équin très-prononcé. Cette position, qui date du milieu de janvier 1874, est due à la contracture des muscles du mollet. Lorsqu'on fléchit la jambe sur la cuisse, on parvient à redresser le pied jusqu'à angle droit. Dans la position d'extension de la jambe, ce mouvement de redressement du pied est beaucoup plus limité, ce qui prouve que ce sont surtout les jumeaux qui sont contracturés. Lorsqu'on engage le malade à maintenir ses deux jambes étendues en l'air horizontalement, il se produit au bout d'un instant un tremblement général des deux membres. Ce phénomène apparaît de même sous l'influence de l'excitation électrique, du pincement des masses du triceps sural, et de la douche. La contractibilité électrique existe dans tous les muscles des membres inférieurs, elle ne paraît pas sensiblement diminuée ; le passage du courant est très-douloureux comme aux membres supérieurs, il provoque des trémulations sensibles surtout quand on excite le triceps crural ; l'hyperesthésie musculaire existe partout et surtout dans les muscles du mollet.

La cage thoracique est un peu amaigrie, le diaphragme ne paraît pas affaibli, l'épigastre et la région hypochondriaque se soulevant en dehors dans l'inspiration comme à l'état normal. La respiration se fait bien, le malade peut souffler assez fortement, pourtant il accuse une certaine sensation de gêne habituelle dans la poitrine. Les traits de la face ne sont pas altérés. La pression exercée sur les muscles de la face n'est pas douloureuse, comme aux autres régions ; nous n'y avons jamais observé de contractions fibrillaires. Les mouvements de la langue sont faciles et très-libres. La parole paraît un peu embarrassée quand le malade parle français, quand il se sert de sa langue maternelle ce phénomène disparaît. Les pupilles sont normales et contractées ; intelligence parfaite ; la sensibilité n'est altérée dans aucun de ses modes.

12 Mai 1874. *Note prise la veille du départ du malade.* — Les membres inférieurs ont leur relief musculaire normal, cuisses et jambes. Il n'y a de mouvements fibrillaires que dans la partie antérieure de la cuisse droite. Quand le malade est assis, les membres inférieurs demi-fléchis, les pointes des pieds détachées du sol, on éprouve une certaine résistance soit pour fléchir, soit pour étendre les jambes. Les pieds sont en varus équin, surtout le droit, les orteils relevés et fléchis. Le malade, quand il étend de lui-même ses membres inférieurs (il peut en étendre et en fléchir les diverses parties par un effort de volonté) les étend à l'excès, et alors survient une trémulation. Quand on veut les fléchir ou les étendre passivement, on sent une résistance dans toutes les jointures (hanche, genou, pied). Quand on prend le malade sous les aisselles pour le tenir debout, le pied s'étend, les membres inférieurs se raidissent comme par une sorte de tétanisme, et le malade porte sur la pointe des pieds ; en même temps la raideur des membres l'empêche absolument de se mettre en marche.

Quand les membres sont étendus, il y a en même temps adduction forcée. Le malade est pris souvent de tremblement spontané, quand les membres s'étendent ; au lit les membres se raidissent souvent.

Les membres supérieurs sont flasques, les avant-bras dans la pronation ; on éprouve une grande résistance pour amener la supination, mais il n'y a nulle part une vraie contracture. Les épaules sont un peu rigides, le coude est flasque, le cou a été raide, il ne l'est plus. Il y a des mouvements fibrillaires au cou, aux épaules, aux muscles des éminences thénar et hypothénar.

Il se produit de la trémulation dans la langue quand on la fait tirer quoiqu'il n'y ait pas d'embarras de la parole ; grand amaigrissement dans toute l'étendue des membres supérieurs.

INDICATIONS BIBLIOGRAPHIQUES

CHARCOT. — *Progrès médical*, 1874, nos 23, 24, 29.
　— *Leçons sur les maladies du système nerveux faites à la Salpé-
　　trière*, t. II, 3ᵉ partie, 1874.
　— *Leçons sur les localisations dans les maladies du cerveau*, 1876,
　　p, 161.
DUMÉNIL (de Rouen). — *Gaz. hebdomadaire*, 1867.
E. LEYDEN. — *Ueber progressive Bulbar-paralysie*. In *Arch. für Psy-
　　chiatrie*. II Bd p. 648, obs. I et p. 657, obs. II. — III Bd p. 338.
　— *Klinik der Rückenmarks-Krankeiten*. — Berlin, 1876.
O. BARTH. — *Zur Kenntniss der Atrophia musculorum lipomatosa*. In
　　Arch. der Heilkunde, 1871, p. 121.
HUN. — *American Journal of insanity*, oct. 1871.
LOCKHART-CLARKE. — *Medico-Chirurg. transact*. t. LVI, 1873, p. 103.
WILKS. — *Guy's hospital reports*, vol. XV.
R. MAIER. — *Ein fall von fortschreitender Bulbar-paralysie*. In *Vir-
　　chow's Arch*. 61ᵉ Bd. 1ᵉʳ heft, p. 1.
RIGAL. — *Gazette des hôpitaux*. — Mai et juin 1876.
O. BERGER. — *Zur Pathologie und Therapie der Rückenmarks-Kran-
　　keiten. (Deutschen Zeitschrift für parktische Medicin.)*

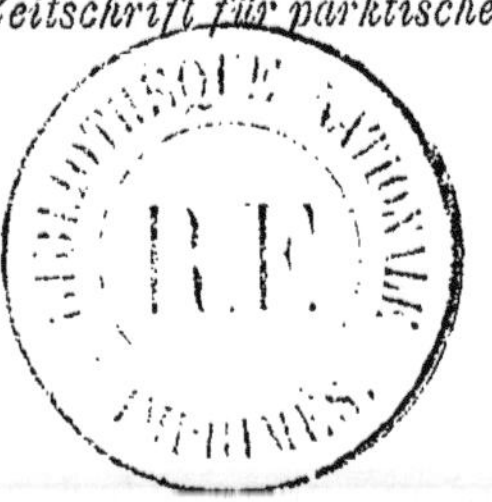

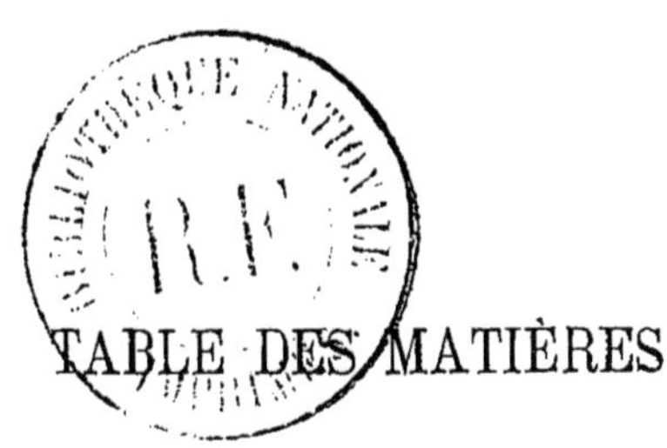

TABLE DES MATIÈRES

VERSAILLES. — IMPRIMERIE CERF ET FILS, 59, RUE DUPLESSIS.

www.ingramcontent.com/pod-product-compliance
Ingram Content Group UK Ltd.
Pitfield, Milton Keynes, MK11 3LW, UK
UKHW022112070726
13613UKWH00003B/1006